DR. MED. HEIKE BUESS-KOVÁCS

Die grüne Taschenapotheke

Alltags-schmerzen

blv

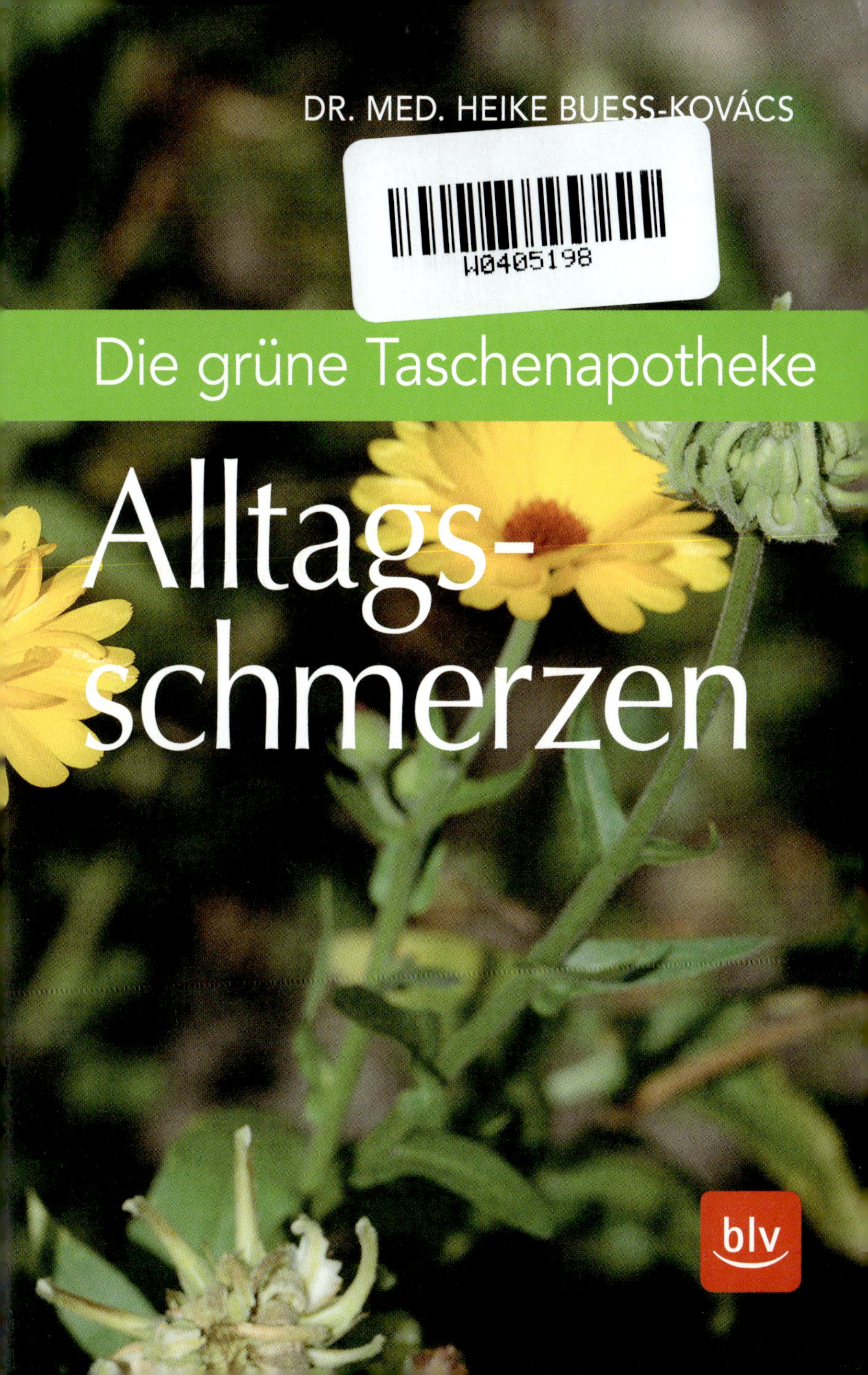

Inhaltsverzeichnis

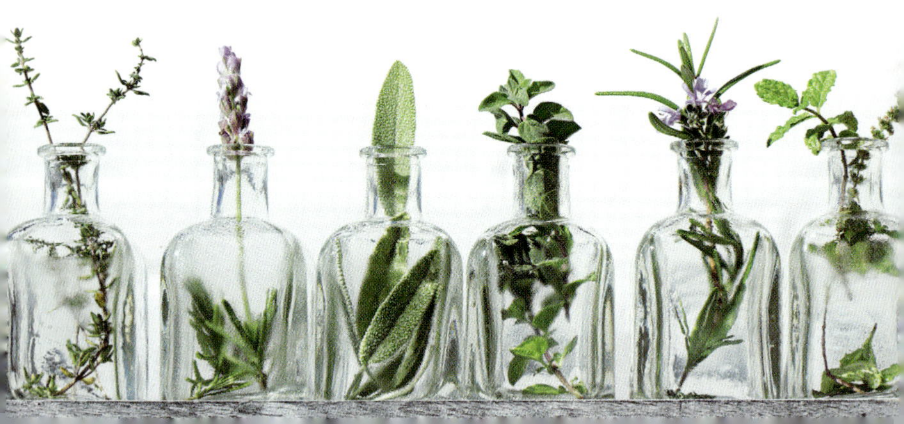

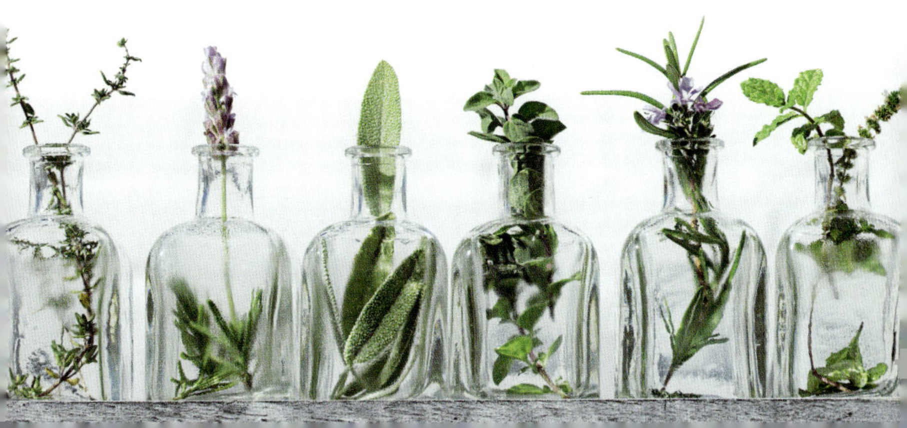

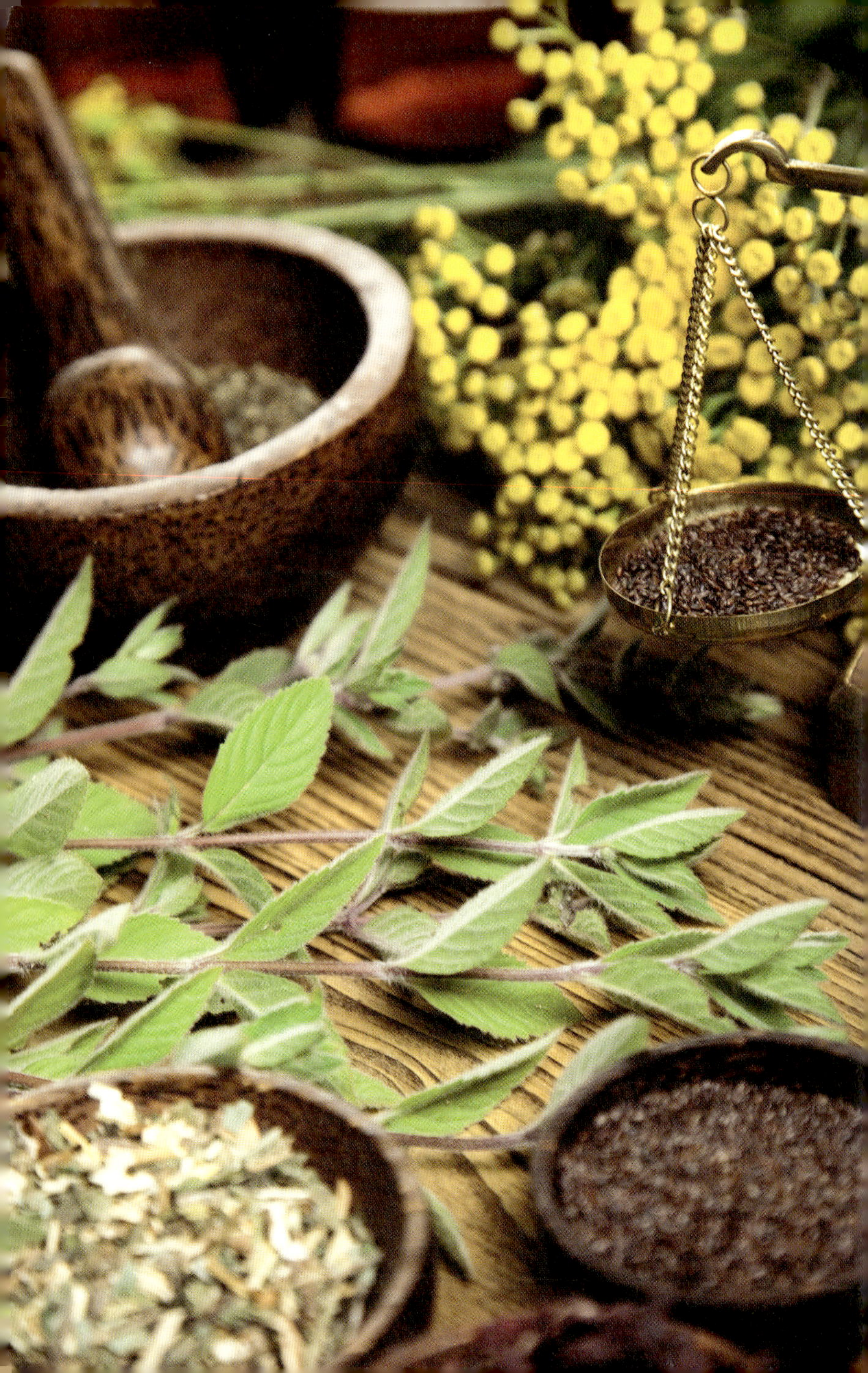

Vorwort

Ob Zahnschmerzen, Gliederschmerzen bei grippalen Infekten, Nacken- und Kopfschmerzen durch Muskelverspannungen oder Gelenk- und Rückenschmerzen durch einseitige Belastung oder Entzündungen: Schmerz ist ein häufiges Symptom, das bei sehr vielen körperlichen Krankheiten begleitend auftritt. Leichtere Alltagsschmerzen lassen sich dabei gut mit Hausmitteln behandeln. Aber auch bei chronischen Schmerzzuständen können sanfte Heilmethoden und altbewährte Hausmittel eine wirkungsvolle Hilfe sein.

Dieser Ratgeber erläutert die wichtigsten Ursachen für akute und chronische Schmerzen und zeigt auch die körperlich-seelischen Zusammenhänge auf. Sie erhalten viele Informationen über wirksame Hausmittel, die sich gut zur Selbstbehandlung von Alltagsschmerzen eignen.

Übersichtliche, verständliche Anleitungen und detaillierte Angaben erleichtern Ihnen die Anwendungen und die Zubereitung der Rezepturen, so beispielsweise Teezubereitungen, Wickel, Auflagen oder Bäder.

Ihre Dr. med. Heike Bueß-Kovács

Basiswissen

Sinnvolle Selbsthilfe braucht Wissen. In diesem Kapitel wird erklärt, welche Funktion Schmerz hat und wie er entsteht. Sie erfahren außerdem, welche die wichtigsten Heilpflanzen und Anwendungen zur Behandlung von Schmerzen sind.

Was sind Schmerzen?

Schon in frühesten Kindertagen machen wir mit dem Phänomen Schmerz Bekanntschaft: jedes Mal wenn wir uns eine Verletzung zuziehen wie einen Schnitt oder eine Prellung. Dennoch reagiert nicht jeder mit der gleichen Empfindsamkeit auf Schmerzen. Da stellt sich doch die Frage nach dem Warum. Und wie kommt es eigentlich zu Schmerzen?

Wichtiges Warnsignal im Körper

Schmerzen begleiten uns ein Leben lang; sie beginnen bereits bei der Geburt und begegnen uns im Laufe unserer Entwicklung immer wieder. Neugeborene werden beispielsweise häufig von Dreimonatskoliken geplagt, die mit unangenehmen Bauchschmerzen einhergehen. Der einfache Grund dafür ist, dass ihr Verdauungssystem zu diesem Zeitpunkt noch sehr empfindlich ist und sich erst an die Nahrung anpassen muss. Während des Heranwachsens sind kleinere und größere Blessuren an der Tagesordnung, weil Kinder ihrem natürlichen Forscherdrang folgen, ihre Umwelt erkunden und alles Mögliche ausprobieren. Das ist ganz normal. Dabei können sie Risiken nicht immer abschätzen oder erkennen, wo unter Umständen Gefahren lauern. Die Folge sind Stürze, Prellungen, Schnitte oder aufgeschlagene Knie – wobei diese Verletzungen glücklicherweise meist glimpflich verlaufen.

Schmerz ist demnach ein Lehrmeister fürs Leben: Der Stich eines Dornes oder die Bekanntschaft mit einer heißen Herdplatte mündet in eine Schmerzerfahrung, die das Kind in Zukunft eher zu vermeiden versuchen wird.

Schmerzen sind wichtige Signale des Körpers, die als Warnung und zu unserem Schutz dienen.

Bedeutsam fürs Überleben

Schmerz ist ein natürlicher, ja sogar überlebenswichtiger Schutzmechanismus: Er soll uns vor größerem Schaden bewahren. Schmerz ist also in erster Linie ein Warnsignal.

Es zeigt, dass mit oder in unserem Körper etwas nicht stimmt.

Schmerzen zu empfinden beruht auf einem physiologischen Vorgang (siehe Seite 11), aber viele subjektive Faktoren beeinflussen das individuelle Schmerzempfinden und es gibt Menschen mit niedrigerer und solche mit höherer Toleranzschwelle.

Schmerzen werden von Mensch zu Mensch unterschiedlich wahrgenommen.

Manche Menschen nehmen jedoch bestimmte (Schmerz-) Reize oder ganz allgemein den eigenen Körper nicht (mehr) richtig wahr, zum Teil von Geburt an, zum Teil krankheitsbedingt. Das kann psychische, neurologische oder genetische Ursachen haben. Es gibt auch Menschen, die keinerlei Schmerzempfinden haben, da sie an der hereditären sensorischen und autonomen Neuropathie Typ IV (HSAN IV) leiden, einer extrem seltenen, erblich bedingten Erkrankung des Nervensystems. Im ersten Augenblick denkt mancher vielleicht, die Betroffenen könnten sich glücklich schätzen. Doch man sollte dabei bedenken, dass diese Personen unter Umständen schnell in Lebensgefahr geraten können, weil bei ihnen dieser wichtige Schutzmechanismus des Körpers den Dienst verweigert: Wenn sie sich schwer verletzen, spüren sie ihre Wunden schlichtweg nicht – und das kann gerade bei inneren Verletzungen fatale Folgen haben.

Pharmakonzerne preisen ihre Medikamente zwar gerne mit Slogans an wie etwa »Das Leben ist zu schön für Schmerzen«. Versprechen wie Musik in den Ohren vieler schmerzgeplagter Patienten. Allerdings bekämpfen all diese Mittel lediglich das Symptom und nicht die eigentliche Ursache des Leidens. Von einer Heilung kann also kaum die Rede sein.

Schmerzen nicht ignorieren

Schmerzen signalisieren stets, dass unserem Körper Schaden zugefügt wird oder wurde. Der angestrebte Effekt: Wir sollen uns bei Schmerzen von der Gefahr fernhalten beziehungsweise den Heilungsprozess vorantreiben, sollten wir bereits verletzt sein: Mit einem gebrochenen Bein bewegen wir uns weniger und belasten es erst wieder mit unserem ganzen Körpergewicht, wenn es ausgeheilt ist. Bei starken Bauchschmerzen suchen wir vorsichtshalber ärztlichen Rat, um eine mögliche Blinddarmentzündung oder andere Erkrankungen auszuschließen. Und das ist auch gut so!

Wie der Schmerz ausgelöst wird

Der menschliche Körper verfügt über ein komplexes, ausgeklügeltes System aus Nervenzellen und -leitungen, physikalischen Impulsen und biochemischen Überträgerstoffen für diese essenzielle Warn- und Schutzfunktion. Doch wie genau wird dieses System aktiviert?

Es gibt Schmerzen mit und ohne organische Ursache. Bauchweh etwa kann von zu viel Essen kommen oder aber psychische Gründe haben.

Auslöser für Schmerzen gibt es viele: mechanische Reize, wie etwa Druck oder einen Schnitt, chemische Vorgänge, wie etwa eine Verätzung, oder thermische Reize, also Hitze oder Kälte. Darüber hinaus sind Entzündungen und Verletzungen im Gewebe schmerzhaft, weil dabei spezielle Stoffe, die Schmerzmediatoren (Histamin, Serotonin), freigesetzt werden, welche die Schmerzrezeptoren wahrnehmen.

Die Schmerzsignale werden über die Nervenfasern an das Rückenmark und von dort aus weiter an das Gehirn geleitet. Bereits im Rückenmark werden die ankommenden Schmerzimpulse vom Nervensystem bewertet. Das ist der Grund, warum wir so extrem schnell, also reflexartig reagieren, beispielsweise wenn wir aus Versehen etwas sehr Heißes berühren.

Psychosomatische Schmerzen werden solche genannt, für die es keine feststellbare organische Ursache gibt. Das zeigt, dass oftmals eine seelische Komponente bei der Schmerzempfindung mitschwingt, die in manchen Fällen überhandnehmen kann.

Vom Körper selbst produzierte Schmerzblocker

Doch auch das folgende Phänomen kennen Sie sicherlich aus eigener Erfahrung: Nachdem Sie sich verletzt haben, beispielsweise am heißen Backblech, verspüren Sie im ersten Moment gar keinen Schmerz, weil Sie zu erschrocken sind. Ebendieser Automatismus Ihres Körpers sorgt nach so mancher Verletzung zumindest für einen begrenzten Zeitraum für Schmerzfreiheit – ebenfalls ein evolutionäres Erbe, das es unseren Vorfahren einst ermöglichte, bei Bedarf zu fliehen oder sich trotz Verletzung zu verteidigen. Unser Organismus schüttet bei übermäßiger Anstrengung und bei akuten Schmerzen sogar körpereigene Schmerzblocker aus, die sogenannten Endorphine, die wie starke Schmerzmittel wirken.
Doch nicht nur akute, sondern auch chronische Schmerzen (dazu gleich mehr im folgenden Abschnitt) sind das Resultat einer Bewertung zahlreicher Reize, die in unserem Gehirn eintreffen. Und auch diese können von unserem Organismus reduziert oder gar gänzlich eliminiert werden.

Wann spricht man von chronischen Schmerzen?

Laut Experten ist dies der Fall, wenn das Schmerzgeschehen länger als drei Monate andauert. Wodurch unterscheidet sich chronischer Schmerz vom akuten Schmerz? Grundlegend haben Schmerzen im chronischen Verlauf ihre ursprüngliche Warn- und Schutzfunktion eingebüßt und sich gewissermaßen verselbstständigt. Das bedeutet, der Schmerz ist zu einem Automatismus geworden und entwickelt sich damit letztlich zu einem eigenständigen Krankheitsbild.
Neurowissenschaftler vermuten das Schmerzgedächtnis als Ursache, also einen sensiblen Mechanismus im Ner-

vensystem und im Gehirn. Jene Nervenzellen, die für die Verarbeitung von Schmerzreizen zuständig sind, scheinen lernfähig zu sein: Sind sie dauerhaft Schmerzimpulsen ausgesetzt, passen sie den Experten zufolge ihre Aktivität an. In der Folge können schon kleinste Reize wie etwa eine Berührung oder leichter Druck ausreichen, um vom sensibilisierten Nervensystem als unangenehm eingestuft zu werden.

Das Schmerzgedächtnis formt sich im Gehirn im Grunde genauso wie beim Lernen und bei der Gedächtnisbildung, nämlich durch stetige Wiederholung und »Übung«. Das bedeutet, ständig wiederkehrende Schmerzreize führen mit der Zeit zu einer viel schnelleren Reizantwort, weil sie die Impulsübertragung zwischen den Nervenzellen verändern. Das Ziel der »Übung« ist erreicht und der Schmerz bleibt dauerhaft bestehen.

Eine Herausforderung für Schmerzforscher: Das Schmerzgedächtnis. Es kann die Ursache für chronische, nur schlecht kontrollierbare Schmerzen bilden.

Entscheidend bei der Bildung des Schmerzgedächtnisses sollen spezielle Proteine sein, die von den Nervenzellen im Gehirn produziert werden. Diese greifen in die Übertragung von Nervenimpulsen an den Synapsen ein, indem sie die dort wirkenden Botenstoffe beeinflussen. Die Eiweißmoleküle können unter anderem bewirken, dass ein Schmerzreiz an den Synapsen verstärkt und damit im Gehirn als starker Schmerz registriert wird.

Wie lässt es sich nun verhindern, dass sich ein solches Schmerzgedächtnis überhaupt bildet? Schmerztherapeuten raten vor allen Dingen zu einer frühzeitigen, individuell angepassten Therapie. Die logische Begründung: Wenn Schmerzsignale gar nicht erst kontinuierlich an das Gehirn gemeldet werden, kann es auch keinen Erinnerungsspeicher für diese Impulse entwickeln.

Wissenswertes über Hausmittel

Ob in Asien oder Afrika, ob bei den alten Ägyptern, Griechen oder Indianern: Hausmittel waren zu allen Zeiten und in allen Kulturen von zentraler Bedeutung, um Beschwerden zu lindern und Krankheiten zu heilen. Besonders bei leichteren Schmerzzuständen sind sie oft eine gute Alternative.

Was sind Hausmittel?

Nach der allgemeinen Definition handelt es sich bei Hausmitteln um einfache medizinische Maßnahmen, die oft auf eine sehr lange Tradition zurückgehen und von einer Generation zur nächsten weitergegeben werden.

Hausmittel basieren auf natürlichen Anwendungen und Substanzen wie Kräutern, Lehm, Wasser oder Salz.

Das Spektrum der Anwendungen ist ausgesprochen vielfältig. Trotzdem ähneln sich viele Mittel, die in den verschiedenen Kulturen genutzt wurden und auch heute immer noch Verwendung finden. Allen Hausmitteln gemeinsam ist, dass ausschließlich natürliche Methoden und Substanzen zum Einsatz kommen: Heilkräuter, Lebensmittel, Wasser, Salz, Lehm oder Licht, um eine Auswahl zu nennen. So wurden manche Heilpflanzen wie Johanniskraut schon in der Steinzeit verwendet. Auch das jahrtausendealte Heilwissen Chinas, Indiens, Ägyptens oder des Azteken-Reiches birgt einen riesigen Erfahrungsschatz im Bereich der Naturmedizin. Nicht zuletzt blickt auch die Klostermedizin, zum Beispiel einer naturheilkundlich Gelehrten wie Hildegard von Bingen, auf eine fast tausendjährige Tradition zurück.

Die Erforschung der Mittel und Methoden

Viele weitere große Medizingelehrte, beispielsweise Hippokrates (460–370 v. Chr.) oder der »Wasserdoktor« Pfarrer Sebastian Kneipp (1821–1897), befassten sich intensiv mit der Erforschung und Anwendung natürlicher Heilmethoden.

Es waren Ärzte und andere Fachkräfte aus Heilberufen, die der Naturheilkunde sehr nahestehen.
Die Erkenntnisse der großen Lehrer haben diese Form der Erfahrungsheilkunde immer weiter verfeinert. Daraus entstanden Therapiekonzepte, die auch heute noch ihren festen Platz in der Naturmedizin und Selbsthilfe haben. So hat Hildegard von Bingen, die große Gelehrte in Sachen Heilpflanzentherapie, während ihres lebenslangen Studiums unzählige Kräuter, Wurzeln, Blüten und Blätter auf ihre Heilwirkung untersucht und ihr Wissen in ihrem Gesamtwerk *Causae et Curae* (»Ursachen und Heilungen«) für nächste Generationen zusammengefasst und festgehalten.

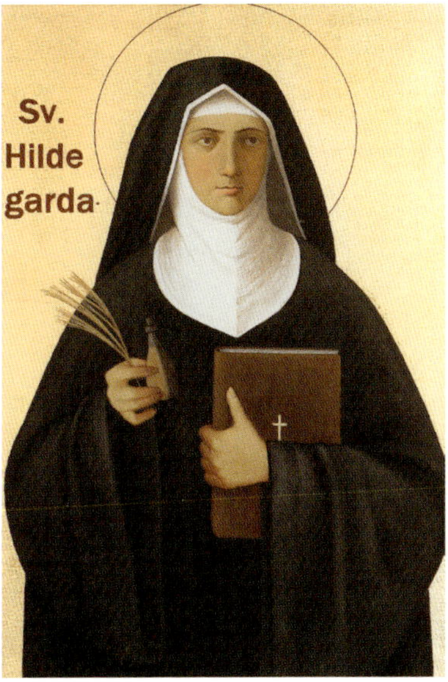

Hildegard von Bingen (1098–1179) war eine bedeutende Universalgelehrte.

Auch war bereits seit dem frühen Altertum bekannt, dass Wasseranwendungen Heilkraft besitzen. Aber erst antike griechische Gelehrte erfanden die Balneotherapie (von balneo = baden). Zu großer Berühmtheit gelangten »hydrotherapeutische« (von hydro = Wasser) Behandlungen dann viel später durch den Medizingelehrten und Naturheilkundigen Pfarrer Kneipp, der sie durch einfache, auch zu Hause anwendbare Methoden wie Bäder oder Güsse vielen Menschen zugänglich machte. Seine Wassertherapien bilden noch heute eine wesentliche Grundlage von Kuren und Heilbäder-Therapien. Sie können bei verschiedenen Krankheiten angewendet werden und zielen darauf ab, die Selbstheilungskräfte zu aktivieren.

Die ersten Arzneibücher

Bereits schon um 350 v. Chr. beschrieb der Grieche Diokles von Karytos, der auch der »zweite Hippokrates« genannt wurde, Pflanzen sowie ihre Zubereitung und Anwendung. Ebenfalls von einem griechischen Pflanzenforscher, Pedanios Dioskurides, dem ersten bedeutenden naturheilkundlichen Pharmakologen, wurden im ersten Jahrhundert n. Chr. die fünf Bände des Arzneimittelbuches *Materia Medica* verfasst. Sie bildeten die Grundlage für spätere berühmte Werke wie *Herbarius* von Paracelsus oder das bereits erwähnte *Causae et Curae* von Hildegard von Bingen.

Hausmittel und die moderne integrative Medizin

Auch wenn man in der westlichen Schulmedizin ganzheitlichen Behandlungsformen lange Zeit eher skeptisch gegenüberstand, erfahren Schmerzpatienten, bei denen andere Methoden nicht geholfen haben, dadurch oft eine Linderung ihrer Beschwerden und Verbesserung ihres Befindens. Inzwischen sind die meisten Ärzte und Schmerztherapeuten davon überzeugt, dass die Methoden der Komplementärmedizin die schulmedizinische Therapie wirkungsvoll ergänzen können. Das gilt auch für Hausmittel: Immer mehr Mediziner befürworten bewährte Mittel, mit deren Hilfe sich Patienten selbst helfen können. Nicht zuletzt schult die Selbstbehandlung auch die Eigenverantwortlichkeit.

Chancen und Grenzen der Selbsthilfe

So sanft Hausmittel auch sind, die Selbstmedikation erfordert ein gewisses Grundwissen sowie einen verantwortungsvollen Umgang. So kann selbst das sanfteste Naturheilmittel gesundheitlichen Schaden anrichten, wenn es falsch dosiert oder angewendet wird.

Was macht Hausmittel so beliebt? Zum einen sind die meisten Methoden und Mittel besonders preisgünstig sowie einfach selbst anzuwenden bzw. herzustellen. Zum anderen scheuen viele Menschen den Gang zum Arzt und versuchen – statt in überfüllten Wartezimmern zu sitzen –, sich selbst zu helfen. Ein wichtiger Aspekt ist hier sicherlich auch das wachsende Gesundheitsbewusstsein in der Bevölkerung. Denn je besser die Menschen aufgeklärt und informiert sind, desto eher können sie Eigenverantwortung übernehmen und selbst etwas tun, um gesund zu werden und zu bleiben.

Hausmittel erweisen sich zur Selbstbehandlung als geradezu ideal, denn sie sind fast immer besonders sanft und meistens nebenwirkungsarm, weshalb ihnen viele Menschen mehr Vertrauen schenken als manchem synthetisch hergestellten schulmedizinischen Medikament. Dennoch muss auch bei der Behandlung mit Hausmitteln auf die richtige Auswahl und Dosierung geachtet werden. In manchen Fällen ist der Gang zum Arzt unerlässlich.

Auch bei sanften Hausmitteln gilt die Devise: Weniger ist eher mehr.

Gezielte Auswahl und Dosierung

Vorsicht: Selbst zunächst völlig harmlos anmutende Behandlungen, etwa mit reinem Wasser, können einen negativen Einfluss haben, wenn etwa ihre Reizwirkung

auf den Organismus zu stark ist. Hier erweist es sich als sinnvoll, behutsam vorzugehen und mit zunächst schwachen Reizen in die Therapie einzusteigen.
So können Sie beispielsweise bei einer Wechseldusche die Temperaturspanne zwischen heiß und kalt zunächst niedrig halten und dann allmählich steigern. Dabei sollten Sie darauf achten, wie Sie sich fühlen und welche Reaktionen Ihr Körper zeigt. Eine einfache Regel lautet: Weniger ist oft mehr. Dies gilt auch für alle anderen Anwendungen wie etwa Teezubereitungen, Wickel, Auflagen, Güsse, Packungen oder Einreibungen.

Wann zum Arzt?

Die Grenzen der Selbstbehandlung sind dort erreicht, wo keine rasche Besserung der Beschwerden eintritt oder die Krankheit einen ernsteren Verlauf zu nehmen droht. Sie sollten deshalb den Krankheitsprozess genau beobachten. Wenn Sie sich unsicher fühlen und Zweifel haben, ob die Selbstbehandlung bei Ihnen oder Ihrem Kind die erhoffte Hilfe bringt, zögern Sie bitte nicht, den Arzt zu konsultieren! Hier lautet die Devise: Lieber einmal zu viel zum Arzt als zu wenig. Vor allem die Behandlung chronischer Krankheiten gehört in erfahrene Hände, je frühzeitiger, desto besser.
Damit Sie sich auch bei der Nutzung dieses Ratgebers auf der sicheren Seite wissen, finden Sie im Praxisteil ab Seite 43 neben einer Beschreibung der jeweiligen Krankheit bzw. der jeweiligen Beschwerden immer auch einen Hinweis, wann Sie besser einen Arzt zurate ziehen sollten. Oft müssen Sie gar nicht persönlich in der Praxis erscheinen, sondern können sich telefonisch beraten lassen.

Heilpflanzen

Pflanzliche Heilmittel spielen seit je in nahezu allen Kulturen eine besonders große Rolle. Das jahrtausendealte Erfahrungswissen zu Heilpflanzen lässt sich wirkungsvoll zur unterstützenden Therapie bei akuten bzw. chronischen Schmerzzuständen nutzen.

Die ersten Beschreibungen von Kräuterarzneien reichen mehr als 4000 Jahre zurück. Sie kamen unter anderem bei den alten Ägyptern, Chinesen, Griechen, Indern und Römern zum Einsatz, ebenso wie in der Naturmedizin der Schamanen. Über die Zeit haben Heilkundige ein immenses Heilwissen zusammengetragen und von Generation zu Generation weitergereicht, das sich bis heute gerade wegen seiner sanften Wirkungsweise großer Beliebtheit erfreut.

Sanft und verträglich

Kräuterarzneien sind nicht nur nebenwirkungsarm, sondern wirken außerdem langsamer und schwächer als synthetisch hergestellte Medikamente. Außerdem sind sie häufig wesentlich besser verträglich. Ein weiterer Unterschied zu synthetisch hergestellten Medikamenten: Während diese in der Regel lediglich aus einem oder zwei Wirkstoffen bestehen, beinhaltet ein Heilpflanzenpräparat ein sehr gut aufeinander abgestimmtes Stoffgemisch, das sich in der Form bislang in keinem Labor herstellen lässt.

Die folgenden Heilpflanzen können Sie bei leichten Beschwerden zur alleinigen Behandlung nutzen. Sie stellen aber auch eine wirkungsvolle Ergänzung der Therapie mit klassischen Schmerzmitteln dar.

Kräuterarzneien wirken langsamer, sind besser verträglich und nebenwirkungsärmer als synthetische Medikamente.

So werden Heilpflanzen angewendet

Die gebräuchlichste Form der Heilpflanzentherapie ist zweifellos die innerliche Anwendung als Teezubereitung. Auch gibt es Heilpflanzenpräparate als Tropfen oder Dragees aus der Apotheke.
Zur äußerlichen Anwendung bieten sich Tinkturen, Salben und Cremes an. Darüber hinaus leisten Heilkräuter als Aromatherapie und Bäderanwendung wirksame Hilfe bei einer Vielzahl von Beschwerden. Dabei werden die beruhigenden Wirkstoffe über den Dampf einer Duftlampe oder während eines Voll- bzw. Teilbads eingeatmet und über die Schleimhäute von Nase und Rachen in den Blutkreislauf aufgenommen. Beim Bad erreichen die wertvollen Substanzen den Organismus zudem über die Poren der Haut.

Heilkräuter leisten wirksame Hilfe bei einer Vielzahl von Beschwerden.

Innerliche Anwendungen

Teufelskrallenextrakt

Die Afrikanische Teufelskralle, aus deren sekundären Speicherwurzeln man diesen Extrakt herstellt, ist in Namibia beheimatet. Die entzündungshemmende und schmerzlindernde Wirkung des Teufelskrallenextrakts bei mehrtägiger Einnahme ist inzwischen durch klinische Studien belegt. Dieses natürliche Heilmittel können Sie bei degenerativen Erkrankungen des Stütz- und Bindegewebes, also etwa bei rheumatischen Erkrankungen oder schmerzhaften Arthrosen sowie bei Rückenschmerzen, einsetzen.

Weidenrindenextrakt

Der Hauptwirkstoff der Weidenrinde ist Salicin, ein Derivat der Salicylsäure, daneben enthält sie Flavonoide und Gerbstoffe. Salicin hat im menschlichen Organismus dieselbe Wirkung wie Acetylsalicylsäure, kurz ASS – besser bekannt unter dem Gattungs- bzw. Markennamen Aspirin –, und ist damit ein natürliches Schmerzmittel. Da das Salicin nur langsam freigesetzt wird, hält die Wirkung des Weidenrindenextrakts mehrere Stunden an.

Aufgrund seines fiebersenkenden, entzündungshemmenden und analgetischen (schmerzlindernden) Effekts können Sie Weidenrindenextrakt besonders gut zur Behandlung von chronischen Schmerzen und rheumatischen Beschwerden einsetzen. Stärkere Nebenwirkungen sind bei der Einnahme nicht zu erwarten, aber unter Umständen kann es zu einer leichten Reizung der Darmschleimhaut kommen.

Brennnesselblätterextrakt

Es gilt als wissenschaftlich erwiesen, dass dieser Extrakt bei rheumatoider Arthritis knorpelschützend wirkt – ein Effekt, der auch für die Behandlung von Arthrose bedeutsam ist. Daher wird dieses natürliche Heilmittel aufgrund seiner entzündungshemmenden Eigenschaften vorwiegend zur unterstützenden Therapie bei rheumatischen Beschwerden eingesetzt.

Pestwurzrhizomextrakt

In der Botanik bezeichnet der Begriff »Rhizom« ein unterirdisch oder dicht über dem Boden wachsendes Sprossenachsensystem. Das Ausgangsmaterial für diesen Extrakt ist die frische Wurzel einer Pflanze namens *Petasites hybridus*. Das Mittel wird zur Vorbeugung bei Migräne angewendet, das heißt zur Reduktion der Anfälle. Zudem verringern sich durch die Einnahme des Extrakts die Begleitsymptome der Migräne. Weitere Einsatzgebiete werden derzeit noch erforscht.

Johanniskrautextrakt

Das Mittel gilt als hilfreiches Phytoantidepressivum. Seine Inhaltsstoffe beruhigen außerdem die Nerven, entspannen und fördern die Schlafbereitschaft. So trägt Johanniskrautextrakt indirekt auch zur Schmerzreduktion bei.

Seine beruhigende, antidepressive Wirkung wird deshalb erzielt, weil das Heilkraut in den Neurotransmitterstoffwechsel eingreift und dafür sorgt, dass die beiden

Die Blätter und die gelben Blüten der hohen Johanniskrautstauden wirken nachweislich stimmungsaufhellend.

Botenstoffe Serotonin und Noradrenalin an den Nervenschaltstellen länger wirken. Dadurch wird die Nerventätigkeit insgesamt verbessert, was sich wiederum positiv auf den Gemütszustand auswirkt.

Äußerliche Anwendungen

Pfefferminzöl

Pfefferminzöl, auf die intakte Haut aufgetragen, führt zu einer Steigerung des Blutflusses in den Hautkapillaren und damit zur Schmerzreduktion.

Pfefferminze gilt als eines der bewährtesten Heilmittel der Volksmedizin. Das Öl wird mithilfe von Wasserdampf aus den frischen oberirdischen Teilen der blühenden Pflanze destilliert.
Tragen Sie es bei Kopfschmerzen und Migräne auf Schläfen und Stirn auf, es hat eine ähnlich gute Wirkung wie eine leichte Schmerztablette. Pfefferminzöl aus der Apotheke kann außerdem auf Körperstellen aufgetragen werden, an denen muskuläre Schmerzen und Verspannungszustände vorherrschen. Das Öl löst ein Kältegefühl mit schmerzlinderndem Effekt aus.

Paprikafrüchte

Das in Paprikafrüchten enthaltene Capsaicin, in Form eine Creme äußerlich angewendet, lindert ebenfalls Schmerzen. Es hilft vor allem bei neuropathischen und muskulären Beschwerden. Die Heilpflanze wird deshalb zur Behandlung von diabetischer Neuropathie, Neuralgie nach Herpes zoster (Gürtelrose), Osteoarthritis, rheumatoider Arthritis und Trigeminusneuralgie verwendet.

Arnikablüten und Arnikatinktur

Die Echte Arnika zählt zu den Korbblütlern. Zubereitungen aus dieser Pflanze wirken schmerz- und entzündungslindernd. Die Blüten enthalten unter anderem ätherische Öle, Flavonoide und Gerbstoffe.
Halbfeste Fertigarzneimittel mit Arnikatinktur, wie etwa Gele oder Salben, sind am besten zur äußerlichen Anwendung geeignet. Verwenden Sie sie bei Prellungen, Zerrungen, Verstauchungen oder bei rheumatischen

Muskel- und Gelenkschmerzen. Aber auch Umschläge mit Arnikatinktur sind möglich. Achten Sie dabei jedoch unbedingt darauf, sie drei- bis zehnfach mit Wasser zu verdünnen, denn bei unverdünnter Anwendung kann es unter Umständen zu allergischen Reaktionen kommen!

Senfmehl

Senfmehl, das es in der Apotheke unter dem Namen »Semen sinapis pulveratum« gibt, bewirkt als Breizubereitung eine bessere Hautdurchblutung und lindert rheumatische Schmerzen sowie generell Muskelschmerzen. Auch bei Gicht, Ischiasproblemen, Verstauchungen und Verrenkungen kann es gute Dienste leisten. Zu nennen sind noch weitere Anwendungsformen des Senfs, etwa das praktische Senfpflaster, die Einreibung mit Senfspiritus oder der Senfumschlag. Hierfür werden etwa vier Esslöffel der Pulverdroge mit warmem Wasser verrührt.

Ätherisches-Öl-Drogen

Ätherische Öle werden in Form von Salben, Linimenten (salbenartige Mischungen), Pflastern und Badezusätzen bei der Behandlung von rheumatischen Muskel- und Gelenkbeschwerden eingesetzt, da sie eine hyperämisierende, das heißt durchblutungsfördernde Wirkung haben. Ätherische Öle wie Eukalyptusöl, Kiefernnadelöl, Minzöl, Pfefferminzöl, Teebaumöl und Wacholderbeeröl erweitern die Blutgefäße, was aufgrund der verbesserten Durchblutung zu einer Schmerzlinderung führt.

Die Wirkung aller hier aufgeführten pflanzlichen Schmerzmittel ist durch Studien belegt.

Die wichtigsten Hausmittel bei Schmerzen

Kneipp'sche Anwendungen

Grundlage der Kneipp'schen Therapielehre ist das Prinzip von Reiz und Reizantwort, das auch den Wasseranwendungen zugrunde liegt.

Im Zusammenhang mit der Behandlung von Schmerzzuständen und der Kräftigung des Organismus ist in jedem Fall die von Pfarrer Sebastian Kneipp (1821–1897) entwickelte Hydrotherapie zu nennen, die ihm den Spitznamen »Wasserdoktor« einbrachte. Die Kneipp-Therapie ist ganzheitlich orientiert und setzt sich aus Pflanzenheilkunde, Ernährungs- und Bewegungstherapie sowie Ordnungstherapie zusammen, wobei den Wassertherapien der überwiegende Behandlungserfolg zugeschrieben wird. Kneipp probierte verschiedene Therapiemethoden mit Wasser an sich selbst aus und entwickelte im Anschluss feste Regeln dafür. Er verschrieb sein Leben dem Ausbau und der Verfeinerung dieser Therapieform, mit der er verschiedene körperliche Krankheiten behandelte. Er erkannte und nutzte aber vor allem auch ihren sinnvollen Beitrag zur Stabilisierung der Psyche.

Hydrotherapie: Heilen mit Wasser

Generell gilt: Wärme und Kälte lösen Temperaturreize aus, die vom Körper unterschiedlich beantwortet werden. Die Haut registriert als Erstes den Temperaturreiz, bei der Hydrotherapie über warmes bzw. kaltes Wasser, über »Temperaturfühler«, die Thermorezeptoren. Diese melden den Reiz an die Nerven, die ihn wiederum ans Rückenmark und von dort weiter zum Gehirn leiten. Durch Temperaturreize verändern sich unter anderem der Herzschlag, der Blutdruck und der Wachheitsgrad. Außerdem verringert sich der Muskeltonus (die Muskelspannung), was sich vor allen Dingen bei der Behandlung von Schmerzen als sehr wirksam erweist.

Thalassotherapie: Heilen mit Meerwasser

Das Wort »Thalassotherapie« stammt aus dem Griechischen und bedeutet Meerwassertherapie (griechisch: thalassa = Meer). Dabei werden die Wasserzusammensetzung sowie bestimmte Inhaltsstoffe des Meeres gezielt genutzt, um Beschwerden zu behandeln. Vor allem das Salz und Spurenelemente wie Jod und Algenbestandteile entfalten gute therapeutische Wirkungen. Für die Heilanwendungen wird das Wasser aus dem Meer gepumpt und erwärmt, damit sich die wertvollen Mineralstoffe in Wannenbädern optimal entfalten können. Es gibt spezielle Wassermassage-Programme, zum Beispiel bei Menstruationsbeschwerden oder bei Stress und Muskelverspannungen. Auch Meerwasser-Gymnastik ist hervorragend geeignet, die Durchblutung zu fördern, die Muskulatur zu lockern und Schmerzen zu lindern.

Thalassotherapien werden optimalerweise innerhalb einer Kur in Anspruch genommen. Entsprechende Kurprodukte wie spezielle Badesalze für die Anwendung zu Hause können Sie aber auch in Drogeriemärkten, Reformhäusern oder in der Apotheke kaufen.

Erde, Lehm und Ton

Schon unsere Vorfahren aus der Steinzeit wussten, dass Erde heilende Stoffe birgt und dass beispielsweise Lehmpackungen durch ihren Gehalt an speziellen Mikroorganismen eine beruhigende und wundheilende Wirkung haben.

Im Rahmen der Balneotherapie werden gezielte Anwendungen mit Lehm-, Fango- oder Moorpackungen in vielen Heilbädern auch heute noch kurmäßig durchgeführt. In der Hausmittelbehandlung werden sie bevorzugt zur Unterstützung bei Muskel- und Gelenkproblemen, Hautleiden sowie Frauenleiden eingesetzt. Im Folgenden lernen Sie die wichtigsten Stoffe und ihr Anwendungsspektrum kennen:

Heilerde und Heilschlamm haben ein breites Wirkungsgebiet.

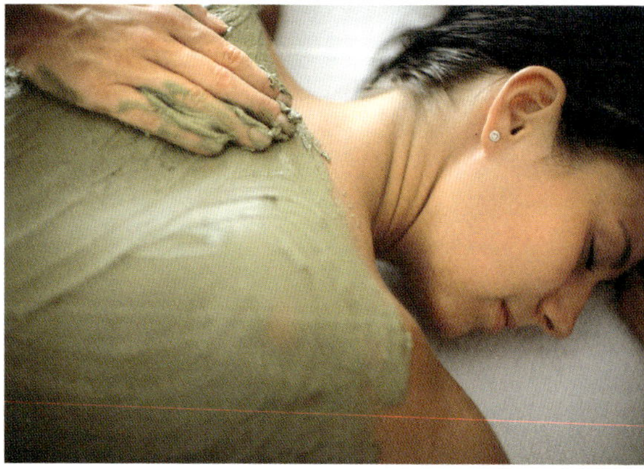

Fango

Bei Fango (italienisch *fango*: Schlamm) handelt es sich um einen heilkräftigen Mineralschlamm, der aus einer heißen Quelle vulkanischen Ursprungs stammt. Seine Heilkraft sollen schon römische Legionäre zu schätzen gewusst haben. Der Schlamm aus pulverisiertem Vulkangestein und (Thermal-)Wasser wird entweder heiß, körperwarm oder seltener auch kalt auf die zu behandelnden Körperbereiche aufgetragen.
Die Anwendung kann als dickbreiige Packung erfolgen oder auch als Fangobad mit dünnflüssigerem Mineralschlamm. Fango-Anwendungen sind vor allem bewährt zur Behandlung von rheumatischen Gelenkbeschwerden, Neuralgien (Nervenschmerzen) und Muskelverspannungen.

Tonerde

Tonerde ist ein erdiges Gestein mit einer sehr feinen, wasserdurchlässigen Textur. Sie entsteht bei der Zersetzung von bereits existierenden »Muttergesteinen« wie Granit oder Feldspat. Abhängig von der physikalisch-chemischen Zusammensetzung hat Tonerde unterschiedlich Farbtöne, die von Weiß, Gelb oder Grau bis

zu Grün, Braun oder Rot reichen. Hauptsächlich besteht sie aus Aluminiumsilikaten, die Spuren anderer Elemente enthalten wie Aluminiumoxid, Titan, Kalzium, Kalium, Natrium und Magnesium.
Die beruhigende, entzündungshemmende und wundheilende Wirkung der Tonerde kann erfolgreich zur Behandlung von Quetschungen, Prellungen, Verstauchungen und Blutergüssen eingesetzt werden.

Moor

Moor ist wohl einer der effektivsten Naturheilstoffe, der vor allem gynäkologischen Problemen erfolgreich zu Leibe zu rücken vermag. Aber auch entzündliche und degenerative Gelenkerkrankungen lassen sich wirkungsvoll mit Moor behandeln. Die schwarze, erdige Substanz entstand im europäischen Raum aus Pflanzen, die zum Ende der letzten Eiszeit in den zurückgebliebenen feuchten Senken wuchsen. Das Wasser verhinderte, dass sich Pflanzen und Pollen zersetzten.
Moor ist sehr mineralstoffreich, enthält aber auch organische Verbindungen wie Zellulosen, Huminsäuren oder Gerbsäuren. In einem Moorbad verteilt sich die Wärme gleichmäßig über den ganzen Körper. Sie wirkt entspannend, die Muskeln entkrampfen sich, Schmerzen und Verspannungen weichen, es breiten sich Ruhe und Gelöstheit im Organismus aus. Die Körperkerntemperatur steigt um circa ein Grad Celsius an, und so werden die Stoffwechselprozesse in Gang gebracht. Die Durchblutung verbessert sich, die Funktionen des Nerven- und Hormonsystems werden aktiviert, die Leistung der Körperabwehr gesteigert. Die Huminsäuren im Moor stärken den Säureschutzmantel von Haut und Schleimhaut und Krankheitserreger können besser abgewehrt werden.

Moor gilt als eines der ältesten und effektivsten Heilmittel, das Entzündungen, Schmerzen und vieles mehr zu lindern vermag.

Lehm

Lehm ist eine Mischung aus Sand und Ton. Die Substanz entsteht durch Verwitterung verschiedener Gesteinsarten und ist einer der ältesten Baustoffe der Welt. Aber auch in der Naturmedizin hat Lehm – wie anfangs erwähnt – eine lange Tradition, die bis zur Steinzeit zurückreicht. Lehm wird als Wickel verwendet und entfaltet dabei seine reinigende und entgiftende Wirkung.

Sonne, Licht und Wärme

Ohne Licht würden wir verkümmern und von vielen Krankheiten heimgesucht werden, vor allem Vitaminmangel-Erkrankungen.

Dass Sonnenlicht nicht nur für Pflanzen, sondern auch für uns Menschen eine lebenserhaltende Kraft besitzt, ist seit alters bekannt. Licht beeinflusst sowohl unsere Psyche als auch zahlreiche Funktionen in unserem Organismus. Durch kurzwelliges UV-Licht beispielsweise wird der Kreislauf angeregt. Außerdem kann unter dem Einfluss von Sonnenlicht der Körper das lebensnotwendige Vitamin D in der Haut bilden. Jeder von uns weiß – wahrscheinlich sogar aus eigener Erfahrung –, dass anhaltender Lichtmangel krank machen kann. So nehmen depressive Verstimmungen und andere seelische Probleme in der »dunklen Jahreszeit« erwiesenermaßen zu. Dagegen sind die meisten Menschen im Frühling und Sommer leistungsfähiger, fröhlicher und ausgeglichener und fühlen sich auch wohler, wenn es draußen angenehm warm ist.

Spezielle lichttherapeutische Anwendungen machen sich diese Wirkungen zunutze. So beeinflussen wohldosierte Sonnenbäder oder Spaziergänge an sonnigen Tagen als leichte Reizbehandlung den ganzen Organismus in positiver Weise. Lichttherapie steigert die Abwehrkräfte, regt den Stoffwechsel an und harmonisiert die Neurotransmitter, spezielle Botenstoffe, die wesentlichen Einfluss auf unser emotionales Erleben haben.

Bei der Rotlicht-Behandlung hat nicht das Licht, sondern die ausgeprägte Wärme, die von dieser Lichtquelle ausgeht, einen therapeutischen Effekt. Rotlicht-Anwendungen helfen unter anderem, chronische Entzündungs- und Schmerzprozesse – zum Beispiel in den Nasennebenhöhlen – oder Muskelverspannungen zu mildern und die Heilung zu beschleunigen.

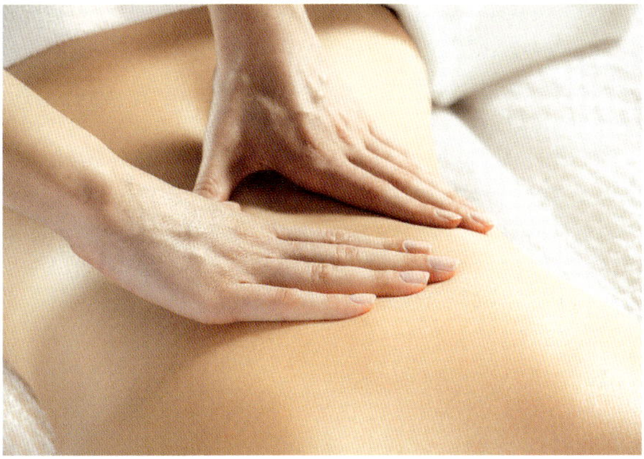

Massagen wirken nicht nur an der behandelten Stelle, sondern auch auf den gesamten Organismus und die Psyche.

Massagen

Massagen zählen zu den ältesten bekannten Heilmethoden und sind daher sowohl im östlichen als auch im westlichen Kulturkreis sehr traditionsreich. Experten vermuten, dass die Entwicklung manueller Techniken zur Verbesserung des Wohlbefindens und zur Linderung von Beschwerden im Osten Afrikas und in Asien, also Ägypten, Persien und China, ihren Ursprung nahm. So beschreibt beispielsweise bereits im Jahr 2600 v. Chr. der mythische chinesische Kaiser Huáng Dì erste Massagehandgriffe und gymnastische Übungen, und auch die indische Ayurveda-Lehre verzeichnet schon sehr früh Massageanwendungen in ihrem Behandlungsspektrum. Über den griechischen Medizingelehrten Hippokrates hielten die manuellen Therapietechniken Einzug in die europäische Heilkunst.
Was die Wirkung von Massagen betrifft, gehen die östlichen Lehren davon aus, dass im Körper unaufhörlich eine Art Energie – Prana oder Qi genannt – fließt und dass deren ungehinderter Fluss bei Krankheiten blockiert ist. Massagen lösen demzufolge diese Blockaden, wodurch die Energie wieder zum Fließen gebracht wird. Die westliche, vorwiegend mechanistische Vorstellung kon-

zentriert sich hingegen im Wesentlichen auf die Funktionsverbesserung von Muskeln, Sehnen und Knochen. Die ganzheitliche Sichtweise versucht, auch aufgrund der immer stärkeren Verschmelzung von östlichem und westlichem Medizinwissen, beide Wirkmodelle zu vereinen.
Wissenschaftlich eindeutig belegt ist jedenfalls, dass gezielte Massageanwendungen vielfältige positive Effekte im menschlichen Organismus haben:

- Sie regen im behandelten Areal die Durchblutung an.
- Sie entspannen die Muskulatur.
- Sie lösen Verkrampfungen.
- Sie lindern Schmerzen.
- Sie senken Blutdruck und Pulsfrequenz.
- Sie wirken psychisch ausgleichend und beruhigend.
- Sie verbessern den Zellstoffwechsel.
- Sie fördern die Wundheilung.
- Sie entschlacken Haut und Bindegewebe.
- Sie regen die Libido an.
- Sie lösen Ängste und lindern depressive Verstimmungen.

Klassische Teil- oder Ganzkörpermassage

Diese Massageart kann jeder mit ein bisschen Übung gut selbst durchführen. Wenn Sie massieren oder sich massieren lassen, sollten Sie sich unbedingt ausreichend Zeit gönnen. Achten Sie zudem darauf, dass der Raum warm und frei von Zugluft ist.
Damit Sie die Massage genießen und sich auch wirklich entspannen können, schalten Sie Störquellen wie Telefon oder Klingel, wenn möglich, aus. Idealerweise führen Sie Massagen auf einem speziellen Massagetisch durch. Eine feste Unterlage, wie etwa eine harte Matratze oder Isomatte, tut es aber auch. Das Bett ist jedoch meistens zu weich. Achten Sie stets darauf, dass Sie warme Hände haben, bevor Sie mit der Massage beginnen, sonst könnte der Massierte den Körperkontakt als unangenehm empfinden.

Beginnen Sie mit sanften Bewegungen Ihrer Finger und Hände, etwa indem Sie leichte Kreise zeichnen oder sanft an einer Körperpartie längs entlangstreichen. Zu den wirksamsten Massagetechniken zählen Kneten, Reiben, Rollen und Klopfen. Verwenden Sie dazu Ihre Daumen, Fingerkuppen, Handflächen oder Handkanten. Sie können aber auch Hilfsmittel wie Bürsten, Schwämme oder Rollen verwenden. Ein wohlriechendes Aromaöl unterstützt den Massageeffekt zusätzlich.

Akupressur

Im Gegensatz zur Akupunktur, die professionell mit Nadeln durchgeführt wird, ist die Akupressur, bei der Druck mit den Fingern ausgeübt wird, sehr gut für eine Selbstbehandlung geeignet. In China gehört sie daher auch wie selbstverständlich zu den alltäglichen Gesundheitsmaßnahmen, die jeder beherrscht. Anders als bei uns behandelt man Kopfschmerzen dort mit ein wenig Akupressur.

Im Unterschied zur Akupunktur kann die Akupressur mit etwas Übung gut selbst angewendet werden.

Lange wurde in den westlichen Ländern die Behandlung über die Meridiane und Akupunkturpunkte als nicht erwiesene Medizintheorie abgetan. Doch Studien haben gezeigt, dass es die Meridiane wirklich gibt und dass sich durch Akupunktur bzw. Akupressur eine Vielzahl von Krankheiten und Schmerzen behandeln lässt.

Bei uns kommen Akupunktur und Akupressur neben der Behandlung von konkreten organischen Problemen und körperlichen Krankheiten vor allem bei vegetativen Störungen und psychischen Problemen zum Einsatz. Die traditionelle chinesische Medizin, kurz TCM, geht hingegen sogar von einer Verbindung einzelner Emotionen zu bestimmten Organen aus: Demnach sind beispielsweise Herz und Dünndarm mit dem Gefühl der Freude gekoppelt, Galle und Leber mit Zorn, Blase und Nieren mit Angst. Leidet ein Patient an Angstzuständen, würde man diese demzufolge durch eine Stärkung der Nierenenergie zu beheben versuchen.

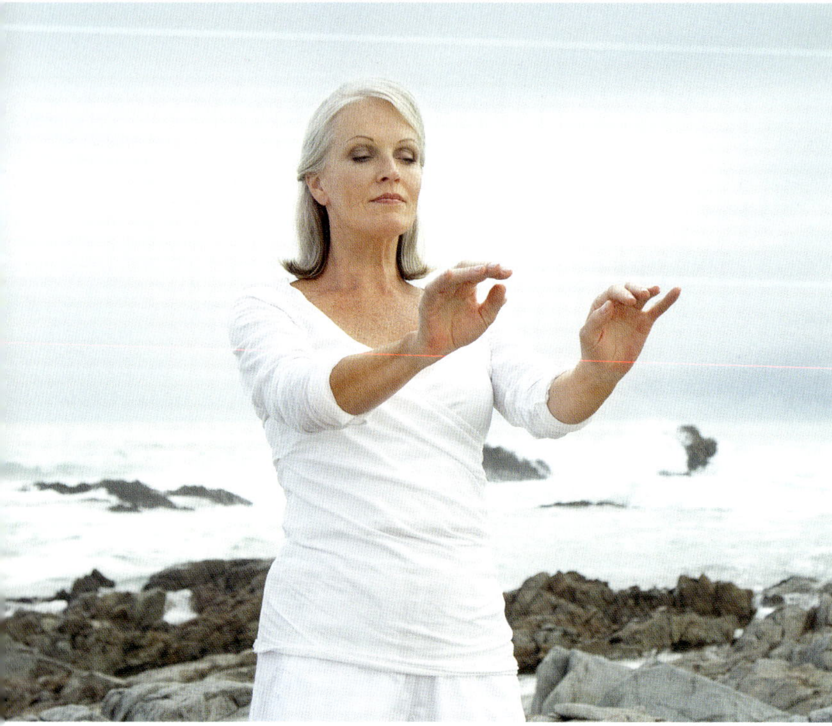

Die chinesische Meditationsform Qigong ist wohltuend für Körper und Geist.

Qigong: Gymnastik auf Chinesisch

Der chinesische Begriff *Qigong* (sprich: Dschi Gong) kann mit »Übung des Atems« übersetzt werden. Qigong ist eine chinesische Meditations-, Konzentrations- und Bewegungsform. Qi ist in der chinesischen Philosophie und Medizin der Atem, also im übertragenen Sinne die Lebensenergie, die durch jeden Menschen fließt. Durch Qigong kann man ebendiese stärken und so Krankheiten abwehren oder bereits bestehende Leiden behandeln. Qigong ist im Grunde vergleichbar mit dem westlichen autogenen Training (siehe Seite 38). Tatsächlich wurde diese Form der Heilkunst in China jedoch über viele Jahrtausende hinweg geheim gehalten und nur in

buddhistischen Klöstern gelehrt. Sie diente in China der Gesundheitsvorsorge, wurde aber auch für religiöse Zwecke eingesetzt.
Es gibt Übungen bei verschiedenen Gesundheitsproblemen, wie etwa Kopfschmerzen oder Schlafstörungen. Besonders bedeutsam ist Qigong für den Stressabbau und zur Beruhigung. Wer die Übungen gut beherrscht, bekommt stressige Situationen mit wenigen Atemzügen in den Griff, bleibt innerlich ganz ruhig und kann dadurch besser entscheiden, was als Nächstes zu tun ist.

Von Schulmedizinern empfohlen

Qigong-Übungen werden wie in Zeitlupe ausgeführt, immer sanft und fließend, nicht stockend und ruckartig. Wichtig ist, dass die Übungen nicht anstrengen und auf keinen Fall in Leistungssport ausarten.
Denn das liefe der Grundeinstellung der asiatischen Medizin und Philosophie völlig zuwider. Dennoch ist eine Portion Disziplin nötig, denn Qigong hat nur einen Nutzen, wenn es regelmäßig praktiziert und in den Alltag integriert wird.
Qigong ist nicht nur eine Heilkunst, sondern immer auch eine Atem- und Meditationsgymnastik – also eine ganzheitliche Methode, die Körper, Geist und Seele gleichermaßen mit positiver Energie versorgt. Die Übungen regen das Herz-Kreislauf-System an, sie fördern die Durchblutung und den Stoffwechsel, sie stärken die Abwehrkräfte und sorgen für Elastizität und Spannkraft in Knochen, Muskeln, Bändern und Gelenken. Gleichzeitig wirkt Qigong ausgleichend auf die psychische Verfassung und verbessert geistige Fähigkeiten wie beispielsweise Konzentration, Gedächtnis und Kreativität.
Wissenschaftliche Testreihen haben zwischenzeitlich die positive Wirkung von Qigong belegt. Aus diesem Grund gehört Qigong vor allem in chinesischen Kliniken zum Behandlungsrepertoire und wird selbst von schulmedizinisch orientierten Ärzten empfohlen.

Um Akupressur oder Qigong richtig zu lernen, sollten Sie in einem Zentrum für asiatische Heilkunst oder in einer Volkshochschule einen Kurs buchen.

Mentaltechniken: die Kraft der Gedanken und Gefühle

Es ist wissenschaftlich bestätigt: Unsere Gedanken und Gefühle wirken sich auf die physiologischen Abläufe in unserem Körper aus. Auf lange Sicht gesehen verändern Mentaltechniken unsere Einstellung zu uns selbst und zu unserem Umfeld, unsere Handlungsweisen und damit insgesamt unser alltägliches Leben. Mithilfe von Mentaltechniken können Sie verhindern, dass Schmerzen Ihre Gedanken beherrschen, was Ihnen buchstäblich die Energie raubt. Sie können Geist und Seele – und damit Gedanken und Gefühle – auf vielfältige Art und Weise beeinflussen und verändern. Nutzen auch Sie ab sofort die Kraft von Gedanken, Gefühlen und inneren Bildern! Dazu lernen Sie im Folgenden drei sehr wirkungsvolle Methoden kennen.

Biofeedback

Für diese Entspannungstechnik ist ein spezielles medizinisches Gerät nötig. Sensoren messen beim Biofeedback Körperfunktionen, die wir normalerweise nicht bewusst wahrnehmen können, wie etwa die Herzfrequenz, den Hautwiderstand oder die Muskelspannung. Die Messergebnisse werden in einem Computerprogramm verarbeitet und in der Folge entweder optisch dargestellt, also auf einem Monitor angezeigt, oder in Töne und Geräusche transformiert, also zu akustischen Signalen verarbeitet. Der Effekt: Auf diese Weise erlebt der Patient diese unbewussten körperlichen Abläufe ganz bewusst. Über ein Rückkopplungssystem (englisch: *feedback*) lernt er, sie später willentlich zu beeinflussen und zu kontrollieren. Mithilfe dieser Methode können Sie unter Umständen stressbedingte Verspannungen lösen, Angstzustände abbauen, Schmerzen lindern oder gar beseitigen. Die Wirksamkeit von Biofeedback bei Spannungskopfschmerzen, Migräne, Rückenschmerzen und verschiedenen an-

Viele Schmerzkliniken und -ambulanzen haben Biofeedback in ihrem Behandlungsrepertoire.

deren Schmerzzuständen ist mittlerweile durch klinische Studien erwiesen. Allerdings vergehen einige Sitzungen, bis die ersten Erfolge eintreten, das heißt, bis Sie gezielt bestimmte Regulationsmechanismen Ihres Körpers beeinflussen können. Bis dahin heißt es üben, üben, üben. Nach ungefähr 15 Sitzungen sollten Sie die Entspannungstechnik dann auch ohne Gerät beherrschen.

Autosuggestion

Die folgende Methode ähnelt dem autogenen Training (siehe Seite 38) und arbeitet mit formelhaften Sätzen.
Das Ziel der Autosuggestion ist eine optimistische Denkhaltung und infolgedessen ein gutes Körpergefühl. Ein Beispiel: Wenn Sie morgens direkt nach dem Aufstehen beim Blick in den Spiegel frustriert denken: »Heute sehe ich ja mal wieder furchtbar aus!«, wird Ihr Tag höchstwahrscheinlich schlechter verlaufen als der Tag eines Menschen, dem bei Anblick seines Spiegelbildes Schönheit und eine lebensbejahende Ausstrahlung in den Sinn kommen.
Das Gute: Autosuggestion können Sie in jeder x-beliebigen Alltagssituation anwenden, also nicht nur beim eben erwähnten morgendlichen Blick in den Spiegel, sondern genauso beim Autofahren, im Gespräch mit anderen oder vor dem Zubettgehen.
Kreieren Sie Ihre persönlichen Suggestionsformeln, zum Beispiel: »Mir geht es gut«, »Ich fühle mich wohl«, »Ich habe Energie für meine Arbeit« etc. Natürlich können Sie auch Ihre persönlichen Ziele und Wünsche auf diese Weise Ihrer Psyche suggerieren, wie etwa: »Ich werde die Prüfung mit Auszeichnung bestehen« oder »Diesen Job bekomme ich«.
Wichtig ist dabei, dass Sie Ihre Suggestionssätze möglichst einfach und kurz halten und negative Formulierungen vermeiden. Sagen Sie sich also nicht »Ich bin nicht mehr traurig, mir geht es nicht mehr schlecht«, sondern »Ich bin fröhlich, mir geht es gut«.

Visualisierung

Die Visualisierungsmethode hat ebenfalls Ähnlichkeiten mit dem autogenen Training. Bei ihr spielen bildhafte Vorstellungen eine wichtige Rolle. Diese Methode kommt mittlerweile immer häufiger zum Einsatz, wenn die Heilung von körperlichen Krankheiten unterstützt werden soll.

Beispielsweise wird sie in der Krebstherapie mit teils recht gutem Erfolg ergänzend eingesetzt. Wie gehen Sie bei dieser Technik vor? Im Fokus steht, dass Sie sich besonders angenehme, für Sie persönlich schöne Situationen vorstellen. Ein Beispiel: Gehen Sie auf eine Fantasiereise an Ihren Traumstrand, nehmen Sie die Sonnenstrahlen auf Ihrer Haut, das plätschernde Wasser und das Rauschen der Wellen wahr. Versuchen Sie dann, die positive Energie, die Sie während dieser Fantasiereise empfinden, einzufangen und in Ihren Körper einfließen zu lassen, sodass sie dort ihre heilende Wirkung entfalten kann.

Wer in dieser Technik sehr geübt ist, kann die Kraft und Energie sogar gezielt an einen Krankheitsherd schicken, etwa eine Verspannung oder eine Entzündung in den Gelenken.

Meditation

Das Meditieren hat auch auf Schmerzprozesse einen sehr günstigen Effekt, da der Übende einen tiefen Entspannungszustand erreicht.

In der Meditation sammeln Sie spirituelle Erfahrungen, erweitern Sie Ihr Bewusstsein und aktivieren die Selbstheilungskräfte von Körper und Seele. Der Begriff Meditation stammt von dem lateinischen Wort *meditatio* ab, was übersetzt so viel wie »das Nachdenken über« bedeutet. Andere verwenden ihn auch im Sinne von »zur Mitte ausrichten«, abgeleitet vom lateinischen Wort *medius*, die Mitte.

Die Methode des Meditierens, also der inneren Sammlung und Konzentration, ist bereits viele tausend Jahre alt und wird in vielen Kulturen auf der ganzen Welt praktiziert. Die religiösen Wurzeln der Meditation liegen je-

doch vor allem im fernöstlichen Raum, insbesondere im Hinduismus, Buddhismus und Taoismus, und sie hat dort einen ähnlichen Stellenwert wie das christliche Gebet.
Im Zustand wacher, aber sehr tiefer Stille kann der Meditierende seine Gedanken sortieren und seinen Geist zur Ruhe kommen lassen. Wenn er sich etwa auf seinen Atem konzentriert und diesen dann gezielt in jeden Winkel seines Körpers fließen lässt, wirkt dies in höchstem Maße entspannend. In diesem Zustand der vollständigen Versenkung ins Hier und Jetzt lösen sich Blockaden und Verspannungen – und die Energien können wieder frei fließen.
Meditation kann also tief greifende Veränderungen im Organismus bewirken und sogar die Sichtweisen des Menschen verändern – das ist mittlerweile wissenschaftlich eindeutig erwiesen. So zeigten Studien von der Harvard-Universität, dass Meditation und Gebete die Größe und die Aktivität des Gehirns beeinflussen. Durch die meditative Versenkung werden demnach Hirnareale verändert, die für die kognitive und emotionale Verarbeitung sowie für das allgemeine Wohlbefinden zuständig sind.

Entspannungstechniken

Stress, Hektik und die oft mangelnde Möglichkeit zum Rückzug sind allgegenwärtig in unserer Leistungsgesellschaft. Und sie prägen auch unseren Gesundheitszustand mit. Dass diese Form der psychischen Dauerbelastung nicht ohne Spuren bleibt und langfristig zahlreiche körperliche Beschwerden hervorrufen kann, ist leicht nachvollziehbar.
Nach amerikanischen Schätzungen sind bis zu 80 Prozent aller Krankheiten psychosomatischer Natur. Das zeigt auf, wie sehr Seele und Körper miteinander verknüpft sind und sich gegenseitig beeinflussen.
Das Wissen um die Körper-Seele-Beziehung kann man aber auch zu seinem Vorteil nutzen. Es gibt viele Mög-

lichkeiten, über psychische Wege positive Veränderungen im Körper hervorzurufen und verschiedene Befindlichkeitsstörungen wie auch Schmerzen zu lindern oder ganz zu beseitigen. Die verschiedenen Techniken basieren alle auf ähnlichen Wirkprinzipien, nämlich auf einer geistig-seelischen Entspannung, die sich auf das vegetative Nervensystem überträgt und dann an den Organen spezielle Effekte erzielt wie Spannungsänderung der Gefäße, verbesserte Durchblutung und Regulation der Herz- und Kreislauftätigkeit. Hier nun zwei wirkungsvolle und bewährte Techniken, die Ihnen helfen können, Verspannungen und Blockaden zu lösen sowie Schmerzprozesse zu mildern:

Autogenes Training

Die Entwicklung dieser Entspannungstechnik hat einen tragischen Hintergrund: Der deutsche Neurologe Professor Johannes Heinrich Schultz (1884–1970) erfand sie als eine Methode, um seine Angst einfach wegzudenken, während er im Ersten Weltkrieg im Schützengraben liegen musste. Nach und nach verfeinerte er dieses Verfahren und legte bestimmte Satzformeln fest, die er sich immer wieder vorsagte und die ihm sehr schnell helfen konnten, in einen Zustand der völligen Entspannung zu gelangen.

Am besten lernen Sie das autogene Training in einem Kurs, entweder in einer Volkshochschule, einem Gesundheitszentrum oder in der Praxis bzw. Klinik eines psychotherapeutisch tätigen Arztes.

An der Methode hat sich bis heute im Grunde genommen nichts geändert: Sätze wie »Mein linker Fuß wird schwer«, »Ich bin ganz entspannt«, »Es atmet mich«, »Mein Herzschlag ist ruhig und gleichmäßig«, »Meine Stirn ist angenehm kühl« etc.

Solche Sätze werden beim autogenen Training in Gedanken immer und immer wieder formuliert. Dabei liegen Sie entspannt auf dem Rücken oder sitzen im sogenannten Kutschersitz auf einem Stuhl. Beugen Sie dabei den Oberkörper leicht nach vorne, stützen Sie die Arme auf die Knie und lassen Sie die Hände locker zwischen die Beine fallen.

Durch regelmäßiges Üben der gewählten Entspannungstechnik wird die Seele so trainiert, dass sie in Stresssituationen sofort gegensteuern kann. Das bedeutet, Ihr Stresszustand verringert sich ganz allein dadurch, dass Sie sich gedanklich einen bestimmten Satz, wie etwa »Ich bin ganz ruhig und frei«, immer wieder vorsagen. Die Folge: Sie reagieren augenblicklich spürbar gelassener.

Progressive Muskelentspannung

Etwa zu der Zeit, als in Deutschland das autogene Training entstand, wurde in Amerika die progressive Muskelentspannung (PME) von dem Arzt und Physiologen Edmund Jacobson entwickelt. Er hatte beobachtet, dass zwischen seelischer Anspannung, wie etwa Angst oder Stress, und der Verspannung bestimmter Muskeln ein Zusammenhang besteht. So sind beispielsweise leicht hochgezogene Schultern typisch für ängstliche Menschen: Sie ziehen ständig regelrecht den Kopf ein, und diese Körperhaltung führt auf Dauer dazu, dass sich die Nackenmuskulatur verhärtet und verspannt. Jacobson stellte aber auch fest, dass die Umkehrung der Wirkungsfolge »psychische Belastung – Muskelverkrampfung« Spannungsgefühle abbauen kann. Das bedeutet, eine bewusste Anspannung, gefolgt von einer Entspannung, hat einen wahrnehmbaren Effekt auf die Psyche.

Zwischen seelischer Anspannung und der Verspannung bestimmter Muskeln besteht ein enger Zusammenhang.

Eine kleine PME-Übung

Legen Sie sich entspannt auf eine Übungsmatte oder setzen Sie sich locker auf einen Stuhl. Halten Sie jede der folgenden Anspannungen ungefähr fünf Sekunden lang. Nehmen Sie während der jeweils darauf folgenden dreißigsekündigen Entspannungspause genau wahr, welche Empfindungen in der jetzt lockeren Muskelpartie entstehen, wie etwa ein Kribbeln, Wärme oder angenehme Schwere.

- Spannen Sie die Unterarme an, indem Sie die Hände zu Fäusten ballen.

Auch zur PME liegen klinische Untersuchungen vor, die ihre Wirksamkeit beweisen. Diese Entspannungsmethode lernen Sie am besten in speziellen Kursen.

- Beugen Sie die Arme und spannen Sie den Bizeps an.
- Strecken Sie die Arme aus, spannen Sie den Trizeps an und drücken Sie die Handrücken nach unten.
- Ziehen Sie die Schultern nach oben, spannen Sie die Schultermuskeln an.
- Drücken Sie den Hinterkopf auf den Boden und spannen Sie die Nackenmuskeln an.
- Beißen Sie die Zähne zusammen, kneifen Sie fest die Augen zu, spannen Sie alle Gesichtsmuskeln an.
- Ziehen Sie die Schulterblätter nach hinten zur Wirbelsäule und spannen Sie dabei die Rückenmuskeln an.
- Ziehen Sie den Bauch ein, spannen Sie dabei die Bauchmuskeln fest an.
- Kneifen Sie die Pobacken zusammen.
- Spannen Sie die Oberschenkelmuskeln an.
- Drücken Sie die Fußsohlen nach unten und spannen Sie die Wadenmuskeln an.
- Ziehen Sie die Zehen nach oben und spannen Sie die Schienbeinmuskeln an.

Jede PME-Übung können Sie ein- bis zweimal wiederholen.

Atementspannung

Schon Voltaire, der französische Philosoph und Schriftsteller, sagte einst: »Ein großer Teil der menschlichen Krankheiten könnte durch richtiges Atmen geheilt werden.« Nutzen auch Sie Ihren Atem als Brücke zur Entspannung und um Schmerzen – vor allem chronische – förmlich »wegzuatmen«. Wenn Sie entspannt sind, atmen Sie automatisch ruhig und rhythmisch. Sie können Ihre Atmung aber auch gezielt einsetzen, um beispielsweise in stressigen Situationen zur Ruhe zu kommen. Im Folgenden finden Sie ein paar leicht nachzumachende Atemübungen:

- Ruhe-Atmung: Atmen Sie tief ein. Halten Sie für drei Sekunden den Atem an. Atmen Sie aus.
- Anti-Stress-Atmung: Legen Sie sich auf den Rücken

oder setzen Sie sich auf einen Stuhl. Legen Sie beide Hände locker auf den Bauch. Atmen Sie anschließend tief in den Bauch ein – spüren Sie dabei, wie er sich unter Ihren Händen hebt und weitet. Während Sie langsam ausatmen, senkt sich der Bauch wieder, und bei jedem tiefen Atemzug verlassen Gift- und Schadstoffe Ihren Körper.

- Schutz-Atmung: Lassen Sie Ihren Atem ein paarmal fließen, beobachten Sie, wie er kommt und geht. Atmen Sie anschließend insgesamt sechsmal tief ein und aus. Mit der nächsten tiefen Einatmung stellen Sie sich vor, Sie wären von einer Mauer umgeben. Wie hoch oder wie stabil diese Mauer ist, entscheiden Sie selbst. Während Sie ausatmen, sagen Sie sich – laut oder lautlos: »Diese Mauer schützt mich.«
- Energie-Atmung: Setzen Sie sich aufrecht hin. Heben Sie beim Einatmen die Arme gestreckt über den Kopf, die Handflächen zeigen nach vorne. Lassen Sie beim Ausatmen Arme, Kopf und Oberkörper nach unten fallen. Atmen Sie dabei kräftig über Nase und Mund mit einem Ha-Ton (aus dem Bauch heraus) aus. Wiederholen Sie das Ganze ein paarmal.

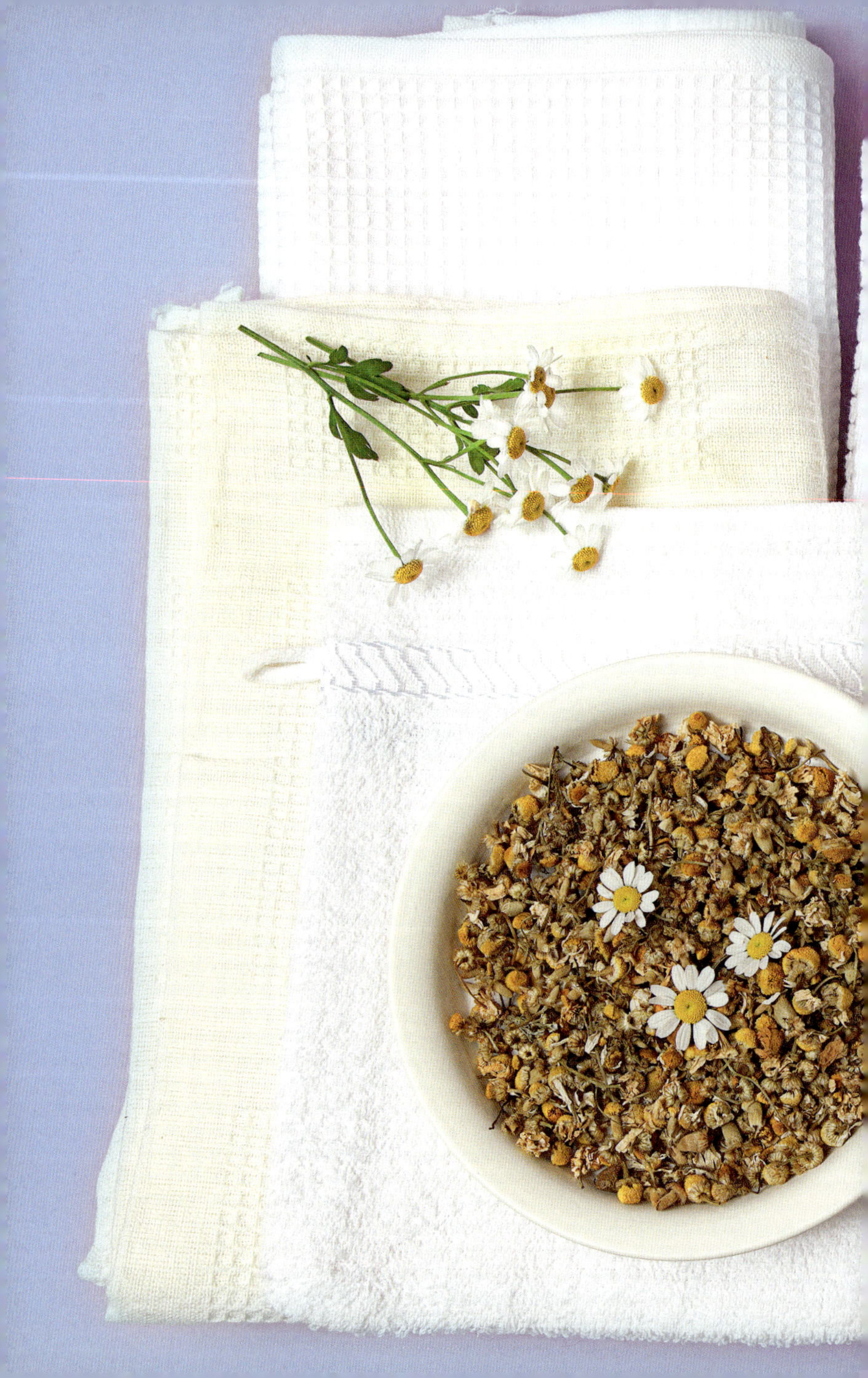

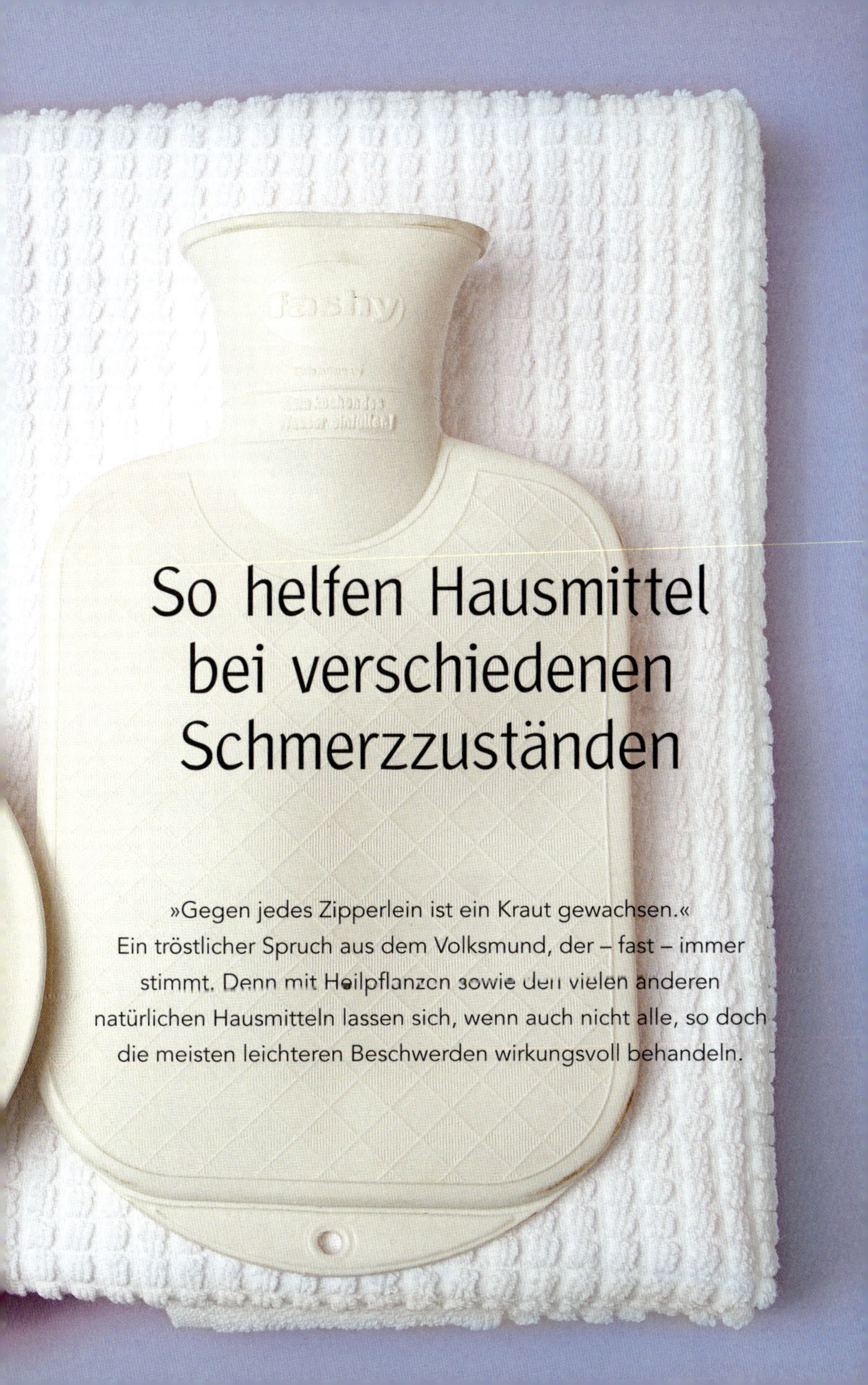

So helfen Hausmittel bei verschiedenen Schmerzzuständen

»Gegen jedes Zipperlein ist ein Kraut gewachsen.« Ein tröstlicher Spruch aus dem Volksmund, der – fast – immer stimmt. Denn mit Heilpflanzen sowie den vielen anderen natürlichen Hausmitteln lassen sich, wenn auch nicht alle, so doch die meisten leichteren Beschwerden wirkungsvoll behandeln.

Kopf und Nacken

Schmerzen im Bereich des Kopfes beziehungsweise des Gesichtes kennt jeder von uns. Gerade Kopfweh, Verspannungen im Nackenbereich sowie Zahnschmerzen zählen zu den häufigsten Alltagsschmerzen überhaupt.

Kopfschmerzen

Kopfweh kann pochende, ziehende, stechende, dröhnende, bohrende oder dumpfe Schmerzen bereiten. Sie betreffen entweder den gesamten Kopfbereich oder auch nur Stirn, Schläfe, den Hinterkopf oder die Nackenpartie.

Zusammen mit Gliederschmerzen treten sie häufig als Begleiterscheinung einer beginnenden Erkältung auf. Auch beim »Kater« nach zu viel Alkohol und Nikotin sowie bei Schlafmangel ist Kopfweh typisch. Außerdem können muskuläre Verspannungen, vor allem im Nackenbereich, Auslöser von unangenehmen Kopfschmerzen sein. Neben Haltungsfehlern, beispielsweise durch zu viel Sitzen, spielen bei dieser Form von Kopfschmerz auch seelische Probleme wie Partnerkonflikte, Stress im Beruf oder Geldsorgen eine Rolle.

Was Sie tun können

Weidenrindentee

Die Rinde der Silberweide enthält eine Vorstufe der Acetylsalicylsäure, die als Schmerzmittel sehr wirkungsvoll ist (siehe dazu auch Seite 20). Bringen Sie 1 gehäuften Teelöffel geschnittene Weidenrinde (aus der Apotheke) mit ¼ Liter Wasser langsam zum Kochen, nehmen Sie den Topf dann vom Herd. 5 Minuten ziehen lassen, abseihen. Trinken Sie 2 Tassen Tee pro Tag.

Zutaten

1 TL Weidenrinde
¼ l Wasser

Melissentee

Vor allem bei Kopfschmerzen, die in nervöser Anspannung ihre Ursache haben, beruhigt und entspannt dieser Tee. Überbrühen Sie 2 Teelöffel Melissenblätter mit ¼ Liter kochendem Wasser. Etwa 8 bis 10 Minuten ziehen lassen, dann abseihen. Sie können mehrmals am Tag eine Tasse des frisch bereiteten Tees trinken.

Zutaten

2 TL Melissenblätter
¼ l Wasser

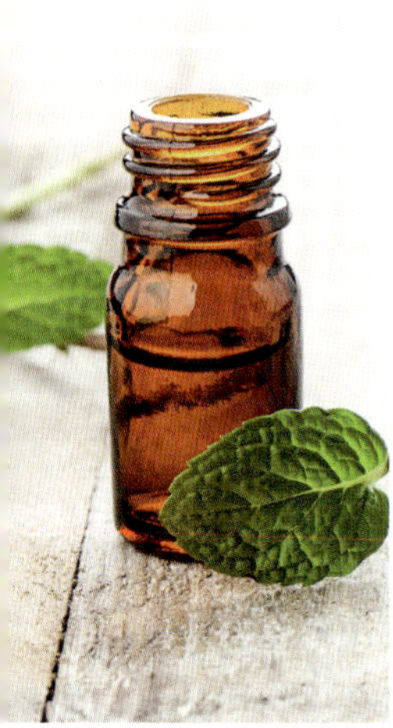

Es muss nicht immer gleich eine Kopfschmerztablette sein: Manchmal lindert schon das Einreiben mit Pfefferminzöl den Kopfschmerz.

Heißes Tuch

Legen Sie sich ein Leinentuch in den Nacken, das mit heißem Wasser getränkt ist. Diese Methode hilft vor allem gegen Spannungskopfschmerz.

Rotlicht

Bestrahlen Sie den Nacken mit einer Wärmelampe aus etwa 30 Zentimeter Abstand. Das lockert Verspannungen und lindert Schmerzen, die von der oberen Wirbelsäule herrühren.

Kälteanwendungen

Kalte Kompressen oder Eisbeutel, abwechselnd auf Nacken und Stirn aufgelegt, helfen in vielen Fällen die Schmerzen zu lindern.

Pfefferminzöl-Einreibung

Untersuchungen haben ergeben, dass Einreiben mit Pfefferminzöl, vor allem an den Schläfen, einen genauso guten Effekt haben kann wie eine Kopfschmerztablette (siehe dazu auch Seite 22).

Aromatherapie mit Eukalyptusöl

Beduften Sie Ihren Wohnraum mit einem Öl, das Sie gerne riechen. Bei Kopfschmerzen tut beispielsweise Eukalyptus gut. Aber auch Lavendel, Lemongras, Melisse oder Rosmarin sind geeignet.

Kopfmassage

Eine sanfte Massage erweist sich als beruhigend und schmerzlindernd bei Kopfschmerzen und Migräne. Sie können diese Massage wie in der ayurvedischen Medizin mit Öl durchführen, am besten vor dem Duschen.
Etwas Mandel- oder Sesamöl auf den Scheitel auftragen und mit kreisenden Bewegungen der Finger verreiben. Dann das Gesicht einölen, indem Sie das Öl sanft in Richtung Ohren nach außen streichen. Das Öl lässt sich nach

etwa 15 Minuten Einwirkzeit durchs Haarewaschen entfernen.

Bohnenkaffee

Ein starker Bohnenkaffee, beispielsweise ein Espresso, mit dem Saft einer Zitrone und ohne Zucker kann Kopfschmerzen und Übelkeit, wie nach einer durchzechten Nacht, vertreiben.

Orangensaft

Gegen Katerkopfschmerzen hilft auch ein Glas frisch gepresster Orangensaft mit einer Prise Salz. Der Körper braucht jetzt viel Vitamin C, Flüssigkeit und Mineralstoffe.

Wann Sie zum Arzt sollten

Bei häufig wiederkehrenden und starken Kopfschmerzen, möglicherweise noch mit Begleitsymptomen, sollten Sie einen Arzt aufsuchen, um eine ernstere Ursache abklären zu lassen und auch eine Migräne auszuschließen. Ein Orthopäde kann der richtige Ansprechpartner sein, wenn ein Problem mit der Wirbelsäule besteht.

Wie Sie vorbeugen können

- Bewegen Sie sich viel an der frischen Luft.
- Wichtig ist ausreichend Schlaf auf einer guten Matratze.
- Achten Sie auf eine gesunde, ausgewogene Ernährung mit viel Frischkost.
- Keine Zigaretten! Nikotin verengt die Gefäße und verschlechtert die Durchblutung, was zu Kopfschmerzen führen kann.
- Vorsicht auch mit Alkohol: Durch reichlichen Genuss entstehen toxische Abbauprodukte, die den typischen »Kater« mit Kopfweh auslösen.
- Gymnastik zwischendurch: Machen Sie bei überwiegend sitzender Tätigkeit immer wieder Ausgleichsübungen für Nacken und Wirbelsäule.

Eine ausgeglichene Lebensweise und der weitgehende Verzicht auf Genussmittel wie Alkohol und Nikotin helfen, Kopfschmerzen zu vermeiden.

Migräne

Migräne ist eine Krankheit, die gehäuft bei Frauen im Alter zwischen 25 und 50 Jahren auftritt. Doch auch Kinder können von Migräne betroffen sein, wobei sie dann häufiger Jungen befällt. Die Ursachen sind immer noch nicht ganz geklärt.

Migräne steht in Zusammenhang mit bestimmten hormonellen Faktoren sowie der Unverträglichkeit von Nahrungsmitteln. Bei Kindern entwickelt sich eine Migräne oft durch Überlastung und Überforderung, zum Beispiel in der Schule.

Migräne ist eine besondere Kopfschmerzform, die anfallsartig auftreten und mit Begleiterscheinungen wie Übelkeit einhergehen kann.

Von einer Migräne spricht man dann, wenn die Kopfschmerzen anfallartig auftreten und zwischen 4 und 72 Stunden andauern. Oft sind sie einseitig und von einem ständigen Pulsieren oder Pochen geprägt. Typisch ist, dass sie sich bei körperlicher Aktivität verstärken. Ein Migräneanfall wird häufig von Übelkeit, Erbrechen, Licht- oder Lärmempfindlichkeit begleitet. Im Vorfeld können Erscheinungen auftreten wie Verschwommensehen, Blitze, Taubheitsgefühl oder Kribbeln in den Beinen. Nicht selten ist die Migräne von anderen Kopfschmerzformen überlagert.

Was Sie tun können

Pestwurz

Studien belegen, dass dieses Kraut Migräneanfälle verringert. Das Präparat ist in Kapselform in der Apotheke zu bekommen.

Akupressur

Massieren und drücken Sie behutsam den Punkt Jingming, in der Falte im inneren Augenwinkel und Nasenrand, dort wo bei Brillenträgern die Gläser abgestützt werden.

Gesichtsguss

Das ist eine bewährte Behandlungsmethode, um Migräne zu lindern. Den Guss abwechselnd mit kaltem und warmem Wasser durchführen. Die wechselnden Temperaturen üben einen Reiz auf die Blutgefäße und die Nerven im Gesicht aus, sorgen für eine bessere Durchblutung und Schmerzlinderung: Den Duschkopf von der Handbrause abschrauben und mit einem Thermostat eine Wassertemperatur von 12 Grad Celsius einstellen. Den weichen, kalten Strahl knapp eine Minute auf die Nase richten. Dann den Vorgang mit möglichst warmem Wasser wiederholen, danach wieder mit kaltem. Diesen Guss morgens und abends durchführen.

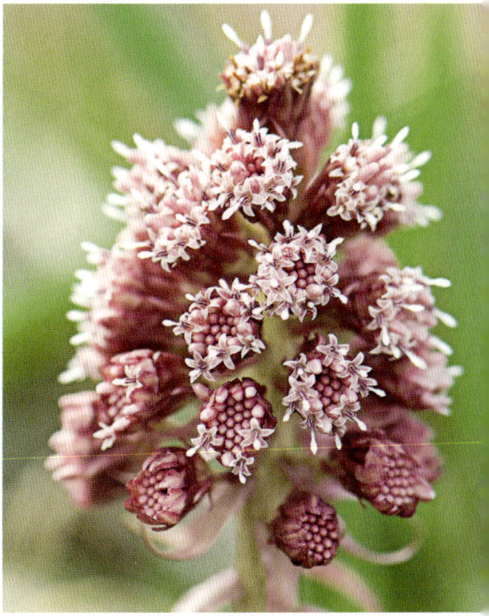

Pestwurz *(Petasites hybridus)* hilft nachweislich bei Migräne. Fertigpräparate sind in der Apotheke erhältlich.

Wann Sie zum Arzt sollten

Bei heftigen Migräneattacken mit starken Begleitsymptomen wie Augenflimmern, Erbrechen und Schwindel müssen Sie unbedingt zum Arzt gehen.

Wie Sie vorbeugen können

- Viel Bewegung an frischer Luft.
- Ausgewogene Ernährung mit reichlich Vitaminen und Ballaststoffen.
- Stressabbau durch Yoga, Meditation, Qigong und andere Entspannungstechniken (siehe dazu auch Seite 37).
- Genügend Schlaf in einem regelmäßigen Rhythmus, auch an den Wochenenden.
- Fernsehen vor allem bei Kindern reduzieren.

Nackenverspannungen

Vor allem Menschen, die beruflich oder privat stundenlang am Computer sitzen, kennen sie zur Genüge: Nackenschmerzen.

Der Grund, warum dieser Bereich sehr häufig gesundheitliche Probleme verursacht, ist die besondere Beweglichkeit der Halswirbelsäule. Kein anderer Abschnitt unserer Wirbelsäule ist derartigen Neigungen und Drehungen ausgesetzt. Dies führt zu einer hohen mechanischen Belastung und kann daher auch verstärkt zu Abnutzungen, sprich zu Arthrose, führen.

Körperliche Ursachen

Nackenverspannungen sind weit verbreitet und oft eine Folge von langem Sitzen. Ausgleichsübungen und viel Bewegung verschaffen Abhilfe.

Nackenverspannungen sind Ausdruck einer Muskelverhärtung, die vielerlei Ursachen haben kann, zum Beispiel eine schlechte Körperhaltung. Viele Menschen ziehen – oft sogar völlig unbewusst – im Alltag die Schultern hoch und sitzen quasi dauerhaft mit »eingezogenem Kopf« herum. Diese Fehlhaltung bringt eine Muskelanspannung mit sich, und wenn diese länger andauert, ist die Folge sogar eine Überlastung der betroffenen Muskulatur. Unbequemes Liegen oder falsche Bewegungen im Schlaf können ebenfalls zu Problemen im Bereich der Halswirbelsäule führen. Bei empfindlichen Menschen kann manchmal schon ein Luftzug ausreichen, um Schmerzen im Nackenbereich, den altbekannten steifen Hals, auszulösen.

Nackenverspannungen, die Sie sich durch stundenlanges Sitzen vor dem Bildschirm eingehandelt haben, vergehen in der Regel nach einigen Tagen wieder – sofern Sie sich zwischendurch immer einmal wieder bewegen und alles in allem weniger Zeit in einer sitzenden Position verbringen. Ansonsten könnte das Problem durchaus chronisch werden, denn die Nackenmuskeln verhärten sich immer wie-

der, wenn Sie keine Gegenmaßnahmen ergreifen.
Die Muskeln fühlen sich dann steinhart an und der Kopf lässt sich kaum mehr zur Seite drehen.
Der Chronifizierung liegen oft sogenannte Myogelosen zugrunde. So nennt man in der Fachsprache die wulstförmigen Verdickungen der Muskelstränge, die sich aufgrund von Funktionsstörungen im Muskelstoffwechsel bilden. Durch die immerwährende Anspannung im Muskel werden die feinen Muskelfasern schlechter durchblutet, bekommen demzufolge zu wenig Sauerstoff, und Abfallstoffe werden nicht mehr ausreichend abtransportiert. Sie verbleiben stattdessen im Muskelgewebe und sorgen dort für Verhärtungen.
Wenn Sie viel am Computer sitzen, sollten Sie zwischendurch immer wieder aufstehen, Streckübungen machen und bewusst Nacken sowie Schultern lockern.

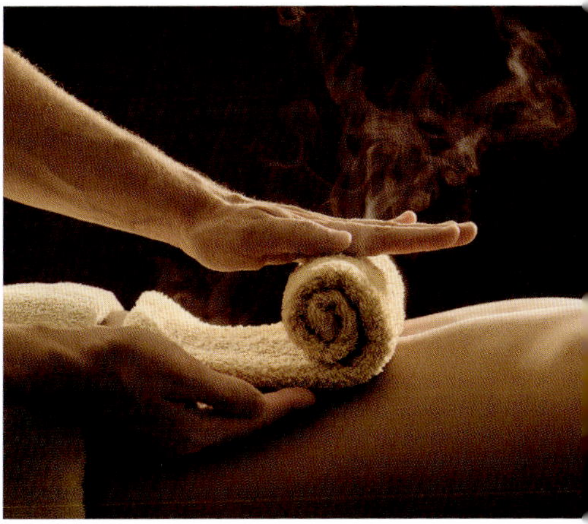

Ein heißes Handtuch kann helfen, Schmerzen aufgrund von Verspannungen zu lindern.

Was Sie tun können

China- und Pfefferminzöl

Bei Bedarf können Sie die schmerzenden Partien mit natürlichem Pfefferminzöl oder China-Balsam einreiben; auch entzündungshemmende und schmerzlindernde Gele, etwa mit Beinwellwurzelextrakt, helfen.

Wärme

Tauchen Sie ein Handtuch kurz in heißes Wasser und wringen Sie es aus. Rollen Sie es auf und legen Sie es sich für ein paar Minuten in den Nacken. Auch ein warmer Schal, den Sie sich um Hals und Schultern legen, kann Linderung verschaffen.

Wichtig ist es, bei langer Büroarbeit zwischendurch Dehnungsübungen und Bewegung einzubauen.

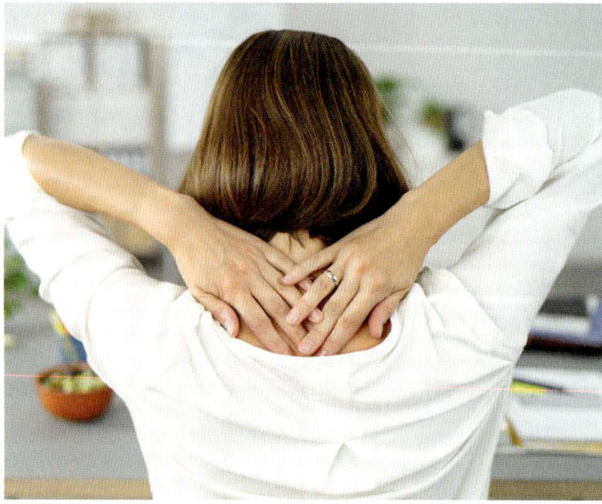

Akupressur

Ertasten Sie an Nacken und Hals die schmerzende Stelle und drücken behutsam darauf. Alternativ können Sie in sanft kreisenden Bewegungen leichten Druck auf Ihren Hinterkopf ausüben

Massagen

Mithilfe von sanften Massagen können Sie ebenfalls den Schmerz reduzieren. Suchen Sie sich dafür ein Massageöl aus, dessen Duft Sie besonders gerne mögen.

Sanfte Dehnübungen

Ziehen Sie die Schultern leicht nach hinten. Drehen und neigen Sie den Kopf dann vorsichtig nach rechts und links. Ziehen Sie die Schultern hoch und lassen Sie sie locker wieder fallen.

Wann Sie zum Arzt gehen sollten

Achtung: Bei sehr heftigen Schmerzen, Bewegungseinschränkungen des Kopfes und der Arme bis hin zu Taubheitsgefühlen in den Armen und Fingern sowie bei

Lähmungserscheinungen müssen Sie sofort einen Orthopäden oder Neurologen aufsuchen! Dies sind Anzeichen eines drohenden oder bereits bestehenden Bandscheibenvorfalls im Bereich der Halswirbelsäule. Durch bildgebende Verfahren, wie etwa eine Computertomografie (CT) oder eine Kernspintomografie (MRT), kann eine genaue Diagnose gestellt werden.

Auch alle weiteren akuten Schmerzprozesse, etwa nach einem Sturz oder einem Auffahrunfall mit dem Auto (Stichwort Schleudertrauma), müssen Sie unbedingt medizinisch abklären lassen, da es zu Verletzungen des Gewebes oder der versorgenden Gefäße und Nerven gekommen sein könnte.

Spüren Sie Anzeichen von Taubheit in einem oder mehreren Fingern, ist es dringend notwendig zum Arzt zu gehen, um eine Verschlimmerung der Erkrankung zu vermeiden.

Wie Sie vorbeugen können:

- Schlafen Sie auf einem nackenschonenden Kopfkissen, auf dem Sie bequem und mit gerader Wirbelsäule liegen können.
- Achten Sie auf regelmäßige Bewegung, vor allem wenn Sie viel und lange im Büro arbeiten. Machen Sie zwischendurch immer wieder Ausgleichsübungen. Auch ein ergonomischer Schreibtischstuhl oder dynamisches Sitzen etwa auf einem Pezziball bringen mehr Bewegung am Arbeitsplatz.
- Nutzen Sie ein Headset, statt sich beim Telefonieren den Hörer zwischen Ohr und Schulter zu klemmen.
- Legen Sie immer wieder bewusst Pausen im Alltag ein.
- Bauen Sie Stress ab, indem Sie eine Entspannungsmethode erlernen wie Yoga, autogenes Training oder progressive Muskelentspannung (siehe Seite 38 und 39).
- Finden Sie heraus, was Ihnen hilft, seelisch ins Gleichgewicht zu kommen. Viele Menschen hören Musik oder musizieren sogar selbst, um sich zu entspannen. Anderen hilft ein ausgiebiger Spaziergang im Grünen, wieder anderen der Trubel, wenn sie sich mit Freunden und Verwandten umgeben.

Zahnschmerzen

Zahnschmerzen sind fast immer ein Alarmzeichen. In den meisten Fällen entsteht Zahnweh nämlich durch Löcher in den Zähnen, also durch Karies. Neben einer unausgewogenen Ernährung mit viel Zucker spielt hier vor allem die Mundhygiene eine wichtige Rolle.

Bei mangelhafter Pflege kann sich Zahnbelag festsetzen, auch Plaque genannt. Die Plaquebakterien verwandeln Zucker und Stärke in Säuren, die den Zahnschmelz angreifen und zu Karieslöchern führen.
Kariöse Zähne reagieren besonders empfindlich auf Hitze oder Kälte. Bei größeren Löchern treten die Schmerzen auch bei einem Luftzug auf. Sie sind pochend, klopfend oder ziehend und können in den ganzen Kiefer ausstrahlen.

Was Sie tun können

Zutaten

15 g Arnika
35 g Salbei
50 g Kamille
pro EL ¼ l Wasser

Arnika-Salbei-Kamillen-Spülung

Diese Heilkräuter beruhigen entzündetes Zahnfleisch und wirken den Schmerzen entgegen. Mischen Sie 15 Gramm Arnika, 35 Gramm Salbei und 50 Gramm Kamille. 1 Esslöffel der Kräuter mit ¼ Liter heißem Wasser aufbrühen. Nach ungefähr 5 Minuten abseihen und abkühlen lassen. Bis zum Zahnarztbesuch mehrmals täglich Spülungen vornehmen.

Nelkenöl-Einreibung

Einen Tropfen des Öls auf den betroffenen Zahn geben, das lindert die Schmerzen – zumindest vorübergehend bis zum Zahnarztbesuch. Auch das Kauen von ein oder zwei Gewürznelken hilft und überbrückt die Wartezeit bis zum Zahnarzttermin.

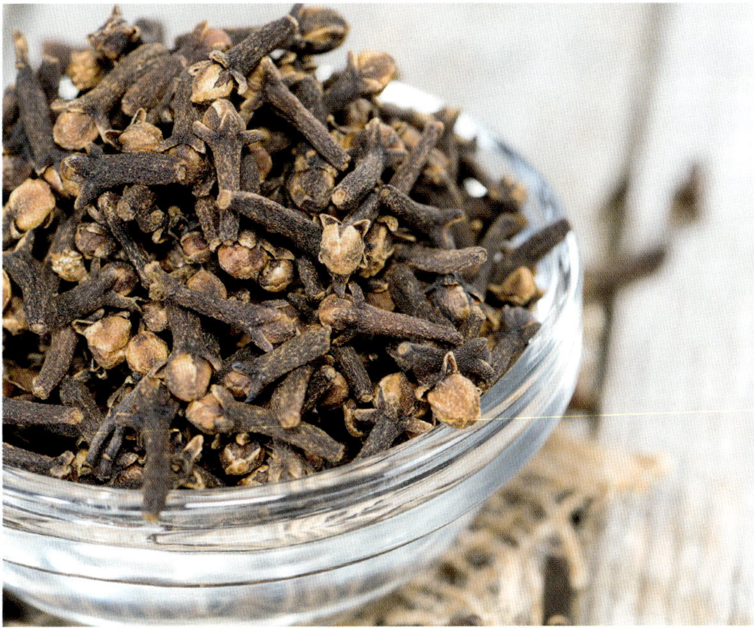

Hausmittel sind bei Zahnschmerzen keine Lösung, können aber den Schmerz bis zum Zahnarztbesuch erträglicher machen.

Wirsingauflage

Rollen Sie 2 bis 3 Wirsingbätter mit einer Teigrolle weich und drücken Sie diese an die schmerzende Wange.

Wann Sie zum Arzt sollten

Karies ist grundsätzlich ein Fall für den Zahnarzt.

Wie Sie vorbeugen können

- Eine konsequente Zahnhygiene ist das A und O! Putzen Sie also mindestens zweimal am Tag, morgens und abends, die Zähne, am besten nach allen Mahlzeiten. Spezialkaugummis zur Zahnreinigung helfen für zwischendurch. Außerdem die Zahnbürste regelmäßig erneuern.
- Ernähren Sie sich zuckerarm und essen Sie genügend frisches Obst und Gemüse.

Bauch, Magen und Darm

Schmerzen im Ober- und Unterbauch sind sehr vielfältig und können ganz unterschiedliche Ursachen haben. Viele Magen- und Darmbeschwerden können für Schmerzen, Druckgefühl und Unwohlsein sorgen.

Bauchschmerzen

Bauchschmerzen können vielfältige Ursachen haben, angefangen bei Reizdarm und -magen über Magengeschwüre, Gallenkoliken, Nierenkoliken, Harnwegsinfekte, Menstruationsprobleme, Erkrankungen der weiblichen Geschlechtsorgane bis hin zur Blinddarmentzündung oder einer Magen-Darm-Infektion.

Auch wenn in seltenen Fällen ernste Erkrankungen dahinterstecken – zumeist ist eine harmlose, vorübergehende Verdauungsstörung die Ursache, beispielsweise durch den Verzehr zu fetter, zu süßer oder stark blähender Speisen. Bauchschmerzen können auch seelische Ursachen haben. So haben Kinder und Jugendliche bei Schulproblemen, Prüfungsangst oder auch familiären Konflikten häufiger mit sogenannten Nabelkoliken zu tun.
Die Symptome reichen von dumpfen Schmerzen über krampfartige Beschwerden bis hin zu einem stechenden oder ziehenden Schmerz im Ober- oder Unterbauch. Sie können von anderen Symptomen wie Blähungen, Gurgelgeräuschen, Fieber oder Blässe begleitet sein.

Was Sie tun können

❀ Schmerzlindernde Teemischung

Mischen Sie je 30 Gramm zerkleinerte Süßholzwurzel, Pfefferminzblätter, Fenchelsamen und Kamillenblüten in einer Dose. Einen Teeaufguss aus 1 Teelöffel der Kräuter mit 1 Tasse heißem Wasser machen und 10 Minuten ziehen lassen. Nach jeder Mahlzeit eine Tasse trinken.

Zutaten

30 g Süßholzwurzel
30 g Pfefferminzblätter
30 g Fenchelsamen
30 g Kamillenblüten
pro TL je ¼ l Wasser

Bauchwickel

Tränken Sie ein Tuch mit lauwarmem Kamillentee. Leicht ausdrücken und auf den Bauch legen. Mit einem trockenen, warmen Tuch umwickeln. Eine Wärmflasche verstärkt die Wirkung.

Heublumensäckchen

Ein warmes Heublumensäcken fördert die Durchblutung der Bauchorgane, entspannt sie und wirkt damit Schmerzen entgegen. Solche Säckchen gibt es beispielsweise im Kräuterladen fertig zu kaufen.

Bauchmassagen

Mischen Sie ein Basisöl wie zum Beispiel süßes Mandelöl mit ein paar Tropfen ätherischem Öl und massieren Sie den Bauch in sanft kreisenden Bewegungen. Entkrampfend und entspannend wirken Fenchel, Anis, Kamille und Lavendel.

Bauchatmung

Um die Bauchorgane zu entspannen, gehen Sie in die Rückenlage, schließen die Augen und atmen bewusst in den Bauchraum hinein. Dabei spüren, wie sich die Bauchdecke mit jedem Einatmen hebt und mit jedem Ausatmen senkt. Je entspannter und bewusster Sie diese Übung machen, desto hilfreicher ist sie.

Wann Sie zum Arzt sollten

Bei unklaren Bauchschmerzen, die länger als zwei Tage anhalten oder plötzlich heftiger werden, sollten Sie in jedem Fall den (Kinder-)Arzt zurate ziehen.

Wie Sie vorbeugen können

- Achten Sie auf Ihre Ernährung, meiden Sie stark gewürzte Speisen und stark blähende Nahrungsmittel wie Hülsenfrüchte oder Kohl.
- Essen Sie lieber mehrere kleine Portionen am Tag als drei große.
- Nehmen Sie sich Zeit zum Essen, kauen Sie gut. Essen Sie auch nicht nebenbei.
- Buttermilch enthält alkalische Substanzen, die unspezifische Bauchschmerzen lindern können. Trinken Sie einen Liter über den Tag verteilt.

Blähungen

Blähungen sind die Folge vermehrter Gasbildung im Darm, zumeist aufgrund unvollständiger Verdauungsprozesse. So können schwer verdauliche Speisen wie Hülsenfrüchte oder Kohl zu Blähungen führen.

Nicht nur Lebensmittel, auch Medikamente, Genussmittel sowie verschiedene Magen-Darm-Störungen wie Reizmagen, Reizdarm oder Gallenblasenprobleme können Blähungen verursachen. Sehr häufig zeigt sich das Symptom auch im Gefolge einer Verstopfung (Obstipation). Bei Kindern treten Blähungen vor allem in den ersten drei Lebensmonaten auf, weshalb sie auch »Drei-Monats-Koliken« genannt werden.
Die Blähungen können sich auch durch den Abgang von Winden zeigen.

Typisch sind ein Völlegefühl, Bauchschmerzen sowie ein gespannter Bauch.

Was Sie tun können

Heilkräutertee zur Bauchentspannung

Mischen Sie 30 Gramm gestoßene Kümmelfrüchte und je 20 Gramm gestoßene Fenchelfrüchte, Anisfrüchte, Kamillenblüten und Melissenblätter in einer gut verschließbaren Dose. 1 Teelöffel davon mit einer Tasse heißem Wasser übergießen und einige Minuten ziehen lassen. Trinken Sie bei Bedarf oder mehrmals zwischen den Mahlzeiten eine Tasse.

Zutaten

30 g Kümmelfrüchte
20 g Fenchelfrüchte
30 g Anisfrüchte
30 g Kamillenblüten
30 g Melissenblätter
pro TL ¼ l Wasser

Majorantee

Vor allem die indische Ayurveda-Lehre rät bei Blähungen zu Majorantee, dem ein paar Gewürznelken beigemischt sind. Sie können den Tee auch mit anderen Heilkräutern kombinieren. Übergießen Sie 1–2 Esslöffel getrocknete Majoranblätter mit ¼ Liter heißem Wasser und lassen Sie den Tee 15 Minuten ziehen. Trinken Sie zwei Tassen täglich.

Zutaten

1–2 EL Majoranblätter
Gewürznelken
¼ l Wasser

Zutaten

2 TL Apfelessig
1 TL Honig
¼ l Wasser

Apfelessig mit Honig

Geben Sie in ein Glas Wasser 2 Teelöffel naturtrüben Apfelessig und 1 Teelöffel Honig. Gut durchmischen und trinken.

Wärmflasche

Füllen Sie eine Wärmflasche zur Hälfte mit heißem Wasser und umwickeln Sie diese mit einem leicht feuchten Tuch. Der Länge nach auf den Bauch legen und gut zugedeckt etwa 30 Minuten ruhen. Das entkrampft den Darm und lindert schmerzhafte Blähungen.

Bauchmassage

Massieren Sie den Bauch in kreisenden Bewegungen, und zwar immer im Uhrzeigersinn. Sie können auch ein Aromaöl dazu verwenden, beispielsweise Jojobaöl, dem ein paar Tropfen ätherischen Kümmelöls beigemischt sind.

Wann Sie zum Arzt sollten

Blähungen sind zumeist harmlos und verschwinden mit einer Regulierung der Verdauungstätigkeit (zum Beispiel durch die Umstellung von Speisen) von selbst wieder. Sollten die Probleme aber über einen langen Zeitraum bestehen, heftiger werden oder von anderen, stärkeren Krankheitszeichen begleitet sein, ist eine ärztliche Abklärung, am besten durch einen Gastroenterologen, ratsam.

Wie Sie vorbeugen können

- Bevorzugen Sie blähungsarme Speisen. Milchprodukte wie Joghurt, Dickmilch und Kefir stärken die Darmflora und regen die Verdauung an.
- Frische Küchenkräuter, beispielsweise Rosmarin, Salbei, Petersilie oder Basilikum, können helfen.
- Essen Sie langsam und kauen Sie gut!

Reizdarm

Das Reizdarmsyndrom, auch RDS oder Colon irritabile genannt, ist eine weitverbreitete Verdauungskrankheit. Frauen sind häufiger betroffen als Männer.

Neben Umwelteinflüssen und dem Lebensstil scheinen genetische Faktoren eine wichtige Rolle beim Reizdarmsyndrom zu spielen. So sollen bestimmte Gene den Darm insgesamt empfindlicher gegenüber Irritationen machen. Außerdem wirken sich psychische Faktoren wie großer Stress, Nervosität, Angst oder Kummer auf die Verdauung aus.
Ein Reizdarm ruft Bauchschmerzen, Völlegefühl und allgemeines Unwohlsein hervor. Besonders unangenehm sind die Blähungen. Mitunter kommt es abwechselnd zu Durchfällen und Verstopfung.

Sehr viele Menschen leiden unter Darmirritationen. Ursachen sind häufig eine unausgeglichene Ernährung und Störungen der Darmflora.

Was Sie tun können

Johanniskrautextrakt

Der Extrakt des Johanniskrauts aus der Apotheke beruhigt und gleicht das vegetative Nervensystem aus. So hilft er gegen nervöse Darmbeschwerden.

Bauchmassage

Massieren Sie Ihren Bauch im Uhrzeigersinn sanft kreisend mit einem beruhigenden Aromaöl wie Lavendel oder Melisse. Vermischen Sie einige Tropfen des Öls beispielsweise mit süßem Mandelöl.

Kurkuma

Das Gewürz wirkt mild verdauungsfördernd und wird vor allem in der chinesischen und altindischen Heilkunde zur Darmregulierung empfohlen. Verfeinern Sie Ihre Speisen regelmäßig mit dem gelben Gewürz.

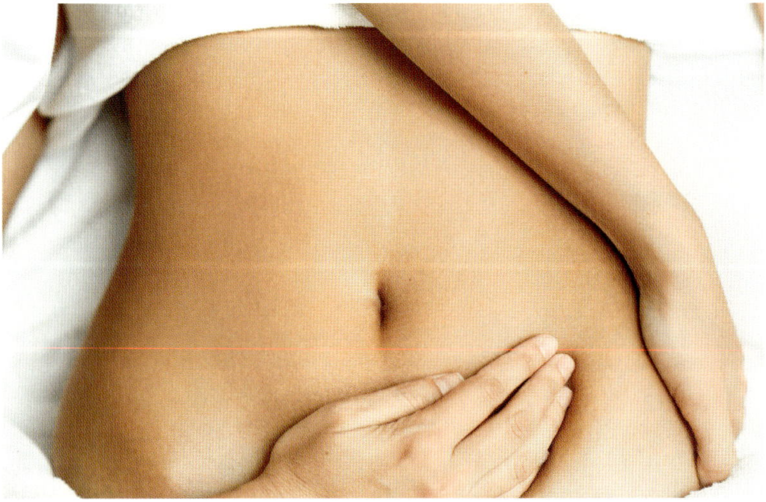

Eine sanfte Bauchmassage kann das Verdauungssystem anregen und Linderung verschaffen.

Wann Sie zum Arzt sollten

Anhaltende Beschwerden und zusätzliche Symptome wie Fieber, Übelkeit oder Erbrechen sollten Sie ärztlich abklären lassen.

Wie Sie vorbeugen können

- Gönnen Sie sich öfter Pausen und machen Sie Entspannungsübungen wie autogenes Training (ab Seite 38).
- Nehmen Sie milde Kost mit gedünstetem Gemüse und etwas Obst, leichten Salaten und reichlich Milchprodukten zu sich. Wenig mageres Fleisch und magerer Fisch dürfen auch auf Ihrem Speisezettel stehen. Essen Sie nicht zu fett und nicht zu süß; um Genussmittel wie Alkohol, Kaffee und Nikotin sollten Sie einen großen Bogen machen.

Sodbrennen

Sodbrennen, medizinisch Reflux, entsteht durch den Rückfluss von saurem Magensaft aus dem Magen in die Speiseröhre.

Ursache ist sehr oft zu reichliches und zu schweres Essen, das vom Magen nur durch Ausschüttung großer Mengen an Magensäure zu bewältigen ist. Doch auch Stress, eine angeborene Überfunktion der säureproduzierenden Drüsen in den Magenwänden oder eine Funktionsstörung des Schließmuskels am Übergang von der Speiseröhre zum Magen können Sodbrennen auslösen.
Die Betroffenen spüren einen brennenden Schmerz hinter dem Brustbein. Unangenehm ist das saure Aufstoßen.

Chronisches Sodbrennen mit stärkeren Beschwerden bedarf einer ärztlichen Abklärung.

Was Sie tun können

Enzian-Heilerde-Tee

Erhitzen Sie 1 Teelöffel Enzianwurzel mit ¼ Liter Wasser. Einige Minuten kochen lassen, dann abseihen. Trinken Sie zwei Tassen täglich mit ½ Teelöffel Heilerde vermischt.

Zutaten

1 TL Enzianwurzel
½ TL Heilerde
¼ l Wasser

Kartoffelsaft

Der Saft von rohen Kartoffeln wirkt stark basisch und beruhigt einen übersäuerten Magen.

Liebstöckel

Kochen Sie 2 gestrichene Teelöffel des Krauts mit ¼ Liter Wasser auf, dann abseihen. Zwei Tassen täglich trinken.

Zutaten

2 TL Liebstöckel
¼ l Wasser

Wie Sie vorbeugen können

- Essen Sie langsam und nur kleine Portionen.
- Kauen Sie die Nahrung gut und trinken Sie nach dem Essen reichlich Wasser oder Tee.
- Meiden Sie Kaffee, Alkohol und Zigaretten.

Verstopfung

Verstopfung heißt in der medizinischen Fachsprache Obstipation. Die Ursachen für diese Verdauungsstörung sind vielfältig und nur selten auf krankhafte Veränderungen im Darm zurückzuführen.

Verdauungsanregende Lebensmittel wie Leinsamen, Weizenkleie oder Sauerkrautsaft helfen gegen Verstopfung.

Sehr viel häufiger als aufgrund körperlicher Ursachen entsteht eine Verstopfung aufgrund seelischer Faktoren, falscher Lebens- und Ernährungsgewohnheiten sowie durch Einnahme bestimmter Medikamente. Frauen sind häufiger von Obstipation betroffen als Männer, was mit hormonellen Einflüssen zusammenhängt. In der Schwangerschaft kommt Verstopfung sehr oft vor.

Typische Symptome sind eine seltene und unregelmäßige Darmentleerung, Völlegefühl, Blähungen und Bauchschmerzen. Der Stuhl ist oft hart und trocken.

Was Sie tun können

Weizenkleie und Leinsamen

Kleie aus Hafer oder Weizen, die vor der Einnahme mit etwas Wasser zum Quellen gebracht wird, regt durch ihren hohen Ballaststoffanteil die Verdauung auf natürliche Weise an.

Leinsamen

Ebenso hilft geschroteter Leinsamen einem trägen Darm auf die Sprünge. Verzehren Sie beides am besten zusammen mit Milchprodukten wie Joghurt, Sauermilch oder Kefir.

Sauerkrautsaft

Sauerkraut ist durch seine milchsaure Gärung von großem Nutzen für die Darmgesundheit. Trinken Sie morgens vor dem Frühstück ein kleines Glas Sauerkrautsaft.

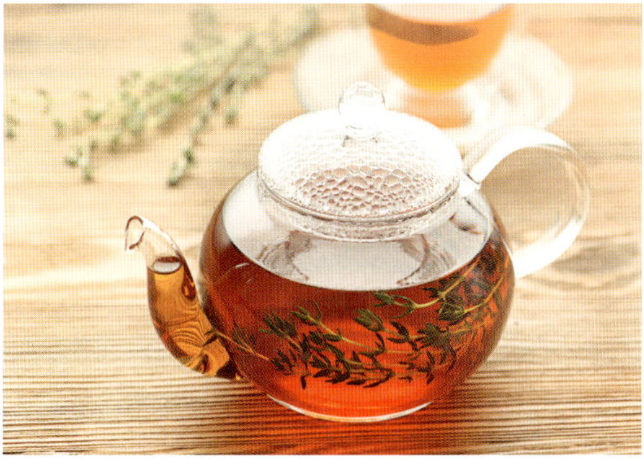

Achten Sie bei Verstopfung auf genügend Flüssigkeitszufuhr durch Wasser und Kräutertee.

Sanfte Bauchmassage

Legen Sie die linke über die rechte Hand und massieren Sie die Bauchdecke mit sanftem Druck durch kreisförmige Bewegungen.

Wann Sie zum Arzt sollten

Wenn die Verstopfung über mehrere Wochen anhält und Sie sich dadurch in Ihrem Wohlbefinden beeinträchtigt fühlen, sollten Sie den Arzt konsultieren.

Wie Sie vorbeugen können

- Trinken Sie mindestens drei Liter Wasser und Kräutertee täglich. Empfehlenswert ist ein Glas Wasser oder Heilwasser gleich morgens auf nüchternem Magen. Spezielle Heilwässer wirken leicht abführend. Auch Pflaumensaft aktiviert die Darmtätigkeit.
- Ganz wichtig ist außerdem viel Bewegung an frischer Luft.
- Verzichten Sie weitgehend auf Süßes und auf Weißmehlprodukte. Besser sind reichlich Milchprodukte sowie Gemüse und Salat.
- Trockenobst wie Backpflaumen, Feigen, Aprikosen, Datteln und auch Rosinen regen die Verdauung an.

Harnwege und Geschlechtsorgane

Schmerzen beim Wasserlassen sind meistens auf einen Harnwegsinfekt zurückzuführen. Neben Infekten und Erkrankungen kann aber auch der weibliche Zyklus für Schmerzen sorgen.

Harnwegsinfekt

Ein Harnwegsinfekt entsteht durch eine entzündliche Reizung im Bereich von Harnröhre und Blase. Selten kann der Infekt auch in die Nieren aufsteigen.

Häufig wird ein Harnwegsinfekt durch Krankheitserreger wie Viren oder Bakterien ausgelöst, die von außen über die Harnröhre in die Blase eindringen und zuweilen auch bis ins Nierenbecken aufsteigen können. Eine der typischen Ursachen für einen Harnwegsinfekt ist Unterkühlung, beispielsweise wenn man im Schwimmbad längere Zeit mit nasser Badehose herumläuft oder auf kaltem Untergrund sitzt. Andere Ursachen, wie organische Veränderungen im Harntrakt (etwa eine Harnröhrenverengung), kommen selten in Betracht.
Schmerzen und Brennen beim Wasserlassen sind die typischen Anzeichen eines Harnwegsinfektes. Der Infekt kann von Fieber begleitet sein. Nicht selten verändert sich auch der Urin durch den Entzündungsprozess, er wird trüb, riecht auffällig und enthält manchmal sogar Beimengungen von Blut, das von der gereizten Blasen- und Harnröhrenschleimhaut stammt.

Was Sie tun können

Blasen- und Nierentee

Dieser Tee wirkt harntreibend und hilft so, Krankheitserreger schneller aus dem Harntrakt zu spülen. Außerdem hat er einen entkrampfenden und entzündungshemmenden Effekt. Mischen Sie je 20 Gramm Bärentraubenblätter, Queckenwurzelstock, Birkenblätter, Goldrutenkraut, Hauhechelwurzel und Süßholzwurzel.
2 Teelöffel der Mischung mit ca. 150 Milliliter siedendem Wasser übergießen und zugedeckt ungefähr 10 Minuten ziehen lassen. Sie können 3- bis 4 mal täglich eine Tasse des frisch zubereiteten Tees trinken.

Zutaten

20 g Bärentraubenblätter
20 g Queckenwurzelstock
20 g Birkenblätter
20 g Goldrutenkraut
20 g Hauhechelwurzel
20 g Süßholzwurzel
pro 2 TL ¼ l Wasser

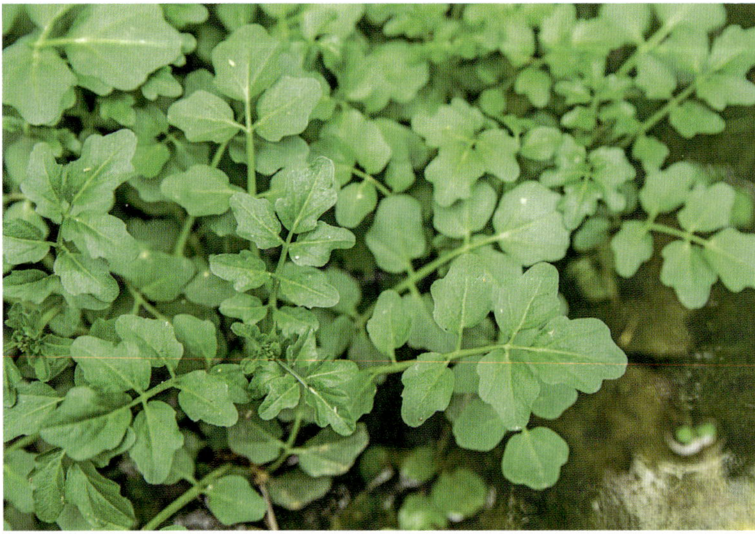

Brunnenkresse *(Nasturtium officinale)* wirkt harntreibend und blutreinigend.

Brunnenkresse

In der chinesischen Heilkunde, aber auch bei uns gilt Brunnenkresse als wirksames Mittel gegen Harnwegsinfekte, da sie harntreibende und blutreinigende Inhaltsstoffe enthält. Verzehren Sie Brunnenkresse am besten zusammen mit frischen Blattsalaten.

Heublumensack

Diese altbewährte Anwendung lindert durch die angenehme Wärme die krampfartigen Beschwerden und beruhigt die gereizte Schleimhaut in Blase und Harnwegen. Ein Heublumensäckchen aus der Apotheke mit kochendem Wasser übergießen und 15 Minuten lang zugedeckt ziehen lassen, damit die flüchtigen Wirkstoffe nicht entweichen können. Dann zwischen zwei Brettern mehrmals kräftig auspressen und in ein Tuch einschlagen. Legen Sie den Heublumensack auf Ihren Unterbauch und umwickeln Sie ihn mit einem Wolltuch. Etwa ½ bis 1 Stunde liegen lassen.

❁ Heublumenbad

Auch diese Anwendung lindert wirkungsvoll die Beschwerden. 400 Gramm Heublumen in 5 Liter Wasser 15 Minuten lang auskochen, dann abseihen. Den Extrakt in ein Vollbad von zirka 38 Grad Celsius gießen und 10 bis 15 Minuten darin baden. Halten Sie danach am besten Bettruhe.

Zutaten

400 g Heublumen
5 l Wasser

❁ Kartoffel-Auflage

Kochen Sie 3 Kilo Pellkartoffeln mit Schale und zerdrücken Sie sie. Den Brei in ein Leintuch einschlagen und so heiß wie möglich auf die Blasengegend legen.

Zutaten

3 kg Pellkartoffeln

Wann Sie zum Arzt sollten

Ziehen Sie einen Arzt zurate, am besten einen Urologen, wenn Sie stärkere Schmerzen und Krämpfe in der Blasengegend haben. Schmerzen in der Nierenregion könnten auf eine aszendierende, das heißt aus Blase und Harnröhre aufsteigende Infektion hinweisen. Ärztliche Hilfe brauchen Sie außerdem, wenn Ihr Urin auffällig verfärbt ist oder sogar deutlich Blut aufweist, auch wenn Sie Fieber, Kopfschmerzen oder sonstige Beschwerden wie Übelkeit und Erbrechen haben.

Wie Sie vorbeugen können

- Halten Sie Ihren Unterleib und die Nierenregion stets warm.
- Wechseln Sie nach dem Schwimmen nasse Badekleidung sofort.
- Trinken Sie viel, am besten Wasser, verdünnte Säfte und Kräutertees.

Menstruationsbeschwerden

Selten verbergen sich gravierende Störungen dahinter. Meistens sind die Beschwerden auf harmlose Ursachen wie eine vorübergehende körperliche oder seelische Belastung, Stress oder eine unausgeglichene Lebens- und Ernährungsweise zurückzuführen.

Probleme mit der Menstruation lassen sich im Wesentlichen in drei Bereiche teilen: Periodenschmerzen, unregelmäßige Periodenblutung und PMS (prämenstruelles Syndrom).
Charakteristisch sind krampfartige Unterleibsschmerzen, die in den Rücken oder in die Beine ausstrahlen können. Spannungsgefühl in den Brüsten, Wasseransammlungen im Gewebe (Ödemen), Blähungen, Verstopfung, Kopfschmerzen, Stimmungsschwankungen, Müdigkeit, Konzentrationsschwierigkeiten und allgemeines Unwohlsein sind typisch für das PMS. Bei unregelmäßiger Periode ist der Zyklus verkürzt (weniger als 26 Tage) oder verlängert (mehr als 31 Tage).

Was Sie tun können

Kräutertee bei schmerzhafter Regel

Zutaten

25 g Schafgarbenkraut
25 g Kamillenblüten
25 g Hopfenblüten
25 g Kümmelkörner
pro 2 TL 150 ml Wasser

Schafgarbenkraut lindert Krämpfe, Kamillenblüten beruhigen, Hopfenblüten regen den Zyklus an und zerstoßene Kümmelkörner lindern die Beschwerden im Unterleib. Mischen Sie je 25 Gramm der Kräuter und bewahren Sie diese in einer luftdicht abgeschlossenen Dose auf. 2 Teelöffel der Heilkräuter in 150 Milliliter siedendes Wasser geben, 15 Minuten ziehen lassen und abseihen. Trinken Sie etwa eine Woche vor Beginn der Periode 3 Tassen dieses Tees täglich bis zum Ende der Blutung.

Mönchspfeffer

Vitex agnus-castus ist eine der hilfreichsten Heilpflanzen gegen prämenstruelle Beschwerden oder zu starke Periodenblutungen. Die Inhaltsstoffe wirken regulierend auf die weiblichen Sexualhormone Östrogen und Gestagen. Das Präparat gibt es in Tablettenform in der Apotheke und entfaltet seine volle Wirkung erst nach längerer Einnahme.

Nachtkerzen- und Borretschöl

Ursache des PMS kann unter anderem ein Mangel an Gamma-Linolensäure sein. Sie ist im Öl der Nachtkerzen- und Borretschsamen reichlich enthalten und fördert die Bildung von Prostaglandin E1, das als Prolaktinantagonist eine entscheidende Rolle bei der Regulation des weiblichen Zyklus spielt. Das Öl gibt es im Reformhaus oder in der Apotheke zu kaufen und sollte langfristig eingenommen werden.

Nachtkerzen- und Borretschsamenöl können mit ihrer wertvollen Gamma-Linolensäure gegen Menstruationsbeschwerden wirken.

Bauchmassage

Als Basis können Sie reines Jojobaöl oder Mandelöl verwenden. Vermischen Sie dieses mit ein paar Tropfen Melissenöl und massieren Sie Ihren Bauch in sanft kreisenden Bewegungen damit.

Wann Sie zum Arzt sollten

Wenn Schmerzen, Zyklusunregelmäßigkeiten oder andere Beschwerden ausgeprägt sind oder über mehrere Wochen anhalten, sollten Sie Ihren Frauenarzt aufsuchen.

Wie Sie vorbeugen können

- Treiben Sie regelmäßig Ausdauersport. So bleibt Ihr Körper locker. Ihr Stoffwechsel wird angeregt und Sie durchleben die Phasen des Zyklus beschwerdefreier.
- Entspannungsmethoden wie autogenes Training, progressive Muskelrelaxation nach Jacobson (siehe ab Seite 37) oder Meditation (siehe ab Seite 36) bringen Sie psychisch und hormonell ins Gleichgewicht.

Knochen und Gelenke

Die häufigsten chronischen Schmerzerkrankungen
in Deutschland sind Beschwerden am Bewegungsapparat.
Dabei sind Rückenschmerzen die häufigsten Beschwerden.

Arthrose/Arthritis

Arthrose ist der Fachbegriff für eine Verschleißerkrankung eines oder mehrerer Gelenke. Diese kann im Rahmen des natürlichen Alterungsprozesses entstehen oder infolge von Überbeanspruchung.

Arthrose kann durch Gelenkverschleiß wie auch durch Überbelastung der Gelenke, zum Beispiel durch Leistungssport oder Übergewicht, durch Unfälle wie Sportverletzungen oder durch chronisch entzündliche Gelenkerkrankungen wie rheumatoide Arthritis entstehen. Der Verschleiß findet vor allem am Gelenkknorpel statt.
Zu einer Arthritis kommt es, wenn sich ein Gelenk entzündet. Diese Entzündung kann akut oder chronisch verlaufen. Ein charakteristisches Symptom der Arthrose ist eine schmerzhafte Bewegungseinschränkung. Morgens treten häufig sogenannte Anlaufschmerzen auf. Die Beschwerden sind teilweise sogar vom Wetter abhängig. Bei der Arthritis können zu ziehenden, reißenden und stechenden Schmerzen noch Schwellungen, Rötungen und Hitzegefühle in den betroffenen Arealen hinzukommen.

Gegen Arthrose hilft ein ganzheitliches Therapiekonzept, bestehend aus Bewegung, richtiger Ernährung und altbewährten Hausmitteln.

Was Sie tun können

Borretschsamenöl

Es enthält die wertvolle Gamma-Linolensäure, die über den Prostaglandinstoffwechsel entzündliche Prozesse positiv beeinflussen und die Heilung fördern kann. Gamma-Linolensäure wird im Organismus in die Prostaglandine E1 und E3 umgewandelt, zwei körpereigene Substanzen, die entzündliche Reizungen hemmen. Kapseln mit dem Wirkstoff gibt es in der Apotheke und im Reformhaus zu kaufen.

Die äußerliche Anwendung von durchblutungsfördernden Einreibungen kann bei Gelenkschmerzen helfen.

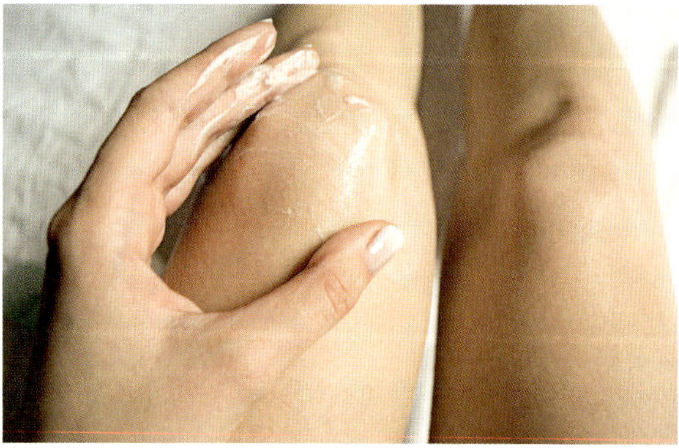

Heißer Hopfenumschlag

Füllen Sie einen Leinenbeutel mit einer Handvoll zerkleinerter Hopfenzapfen und erhitzen Sie das Ganze in einem Topf mit Wasser. Wringen Sie anschließend den Beutel aus und legen Sie ihn – mit einem Handtuch abgedeckt – auf die schmerzende Stelle. Die Wärme wirkt schmerzlindernd. Machen Sie mehrmals täglich einen solchen Umschlag. Wenden Sie ihn aber nicht bei einer akuten entzündlichen Reizung an; in dem Fall wirken kühlende Anwendungen in der Regel besser (siehe rechts).

Warme Kohlblattauflage

Äußerlich angewendet, wirken Kohlblätter schmerzlindernd und entzündungshemmend. Für eine warme Kohlblattauflage blanchieren Sie einige Kohlblätter, drücken sie aus und legen sie möglichst warm auf die schmerzende Stelle. Umwickeln Sie das Ganze mit einem Handtuch und lassen Sie es etwa 30 Minuten wirken. Wiederholen Sie diese Prozedur mehrmals täglich.

Fangopackung

Diese Anwendung ist kalt oder warm möglich und hat sich bei der Behandlung von Gelenkbeschwerden bewährt. Greifen Sie dazu ruhig auf die Fertigpräparate aus der Apotheke zurück, sie erleichtern Ihnen die Anwendung.

Kältepackung

Bei einer akuten entzündlichen Reizung helfen in der Regel kalte Anwendungen besser als warme. Legen Sie daher eine Kompresse oder ein kleines Baumwolltuch in kaltes Wasser. Umwickeln Sie damit das betroffene Gelenk und lassen Sie die Kältepackung maximal 10 Minuten wirken. Sie können die Anwendung mehrmals wiederholen.

Einreibung

Durchblutungsfördernde Einreibungen mit beispielsweise Zimtöl, Kampfer, Muskatnuss oder Eukalyptus bringen Linderung. Mischen Sie 50 bis 100 Milliliter süßes Mandelöl oder Jojobaöl mit ein paar Tropfen eines (oder mehrerer) der oben genannten Aromaöle. Diese heilsame Ölmischung vorsichtig auf die schmerzenden Stellen einmassieren.

Zutaten

50–100 ml süßes Mandelöl oder Jojobaöl
Einige Tropfen Aromaöl

Wann Sie zum Arzt sollten

Bei starken Beschwerden oder Begleitsymptomen wie zum Beispiel Fieber, Abgeschlagenheit, Müdigkeit oder Kopfschmerzen sollten Sie sich unbedingt in ärztliche Behandlung begeben, am besten bei einem Orthopäden oder Sportmediziner.

Wie Sie vorbeugen können

- Reduzieren Sie Übergewicht, damit Ihre Gelenke geschont werden.
- Ernähren Sie sich ausgewogen. Essen Sie öfter Seefisch, vor allem Makrele, Hering und Lachs. Sie enthalten viele Omega-3-Fettsäuren, die gut für die Gelenke sind, Entzündungen hemmen und die Regeneration des Gelenkknorpels fördern.
- Machen Sie regelmäßig leichte Gymnastik und gehen Sie an frischer Luft spazieren.

Gicht

Gicht ist eine Stoffwechselerkrankung, bei der es zu erhöhten Harnsäurewerten im Blut kommt. Die Ursache dafür sind die sogenannten Purine. Das sind Eiweißbausteine, die sich bevorzugt in Fleisch befinden und die wir mit der Nahrung aufnehmen.

Purine werden zu Harnsäure abgebaut und normalerweise über die Nieren ausgeschieden. Ist die Konzentration an Harnsäure jedoch zu hoch, dann bilden sich aus diesem Stoffwechselprodukt Kristalle, die sich vorzugsweise an Gelenken und Sehnen ansammeln und dort zu schmerzhaften Veränderungen führen können.
Während eines Gichtanfalls treten akute Schmerzen auf. Die Haut ist heiß, das Gelenk schwillt an. Die Betroffenen leiden manchmal auch an chronischen Schmerzen, an den Gelenken können kleine Knoten entstehen.

Was Sie tun können

Zutaten

2 TL Birkenblätter
¼ l Wasser

Birkenblättertee

Übergießen Sie 2 Teelöffel Birkenblätter mit ¼ Liter siedendem Wasser. 10 Minuten ziehen lassen und abseihen. Trinken Sie täglich 2 Tassen ungesüßt zur Stoffwechselaktivierung und Harnsäureausscheidung.

Zutaten

15 g Schafgarbe
10 g Bohnenschale
10 g Schlehe
15 g Heidelbeerblätter
20 g Schachtelhalm
20 g Johanniskraut
pro 3 TL ½ l Wasser

Stoffwechseltee

Mischen Sie 15 Gramm Schafgarbe, 10 Gramm Bohnenschale, 10 Gramm Schlehe, 15 Gramm Heidelbeerblätter, 20 Gramm Schachtelhalm und 20 Gramm Johanniskraut. 3 Teelöffel für ½ Liter Wasser verwenden, aufkochen, ziehen lassen und abseihen. 3 bis 4 Tassen täglich trinken.

Kombucha

Der asiatische Teepilz enthält Glukuronsäure, die Giftstoffe zu binden vermag. Trinken Sie jeden Tag 1 Glas.

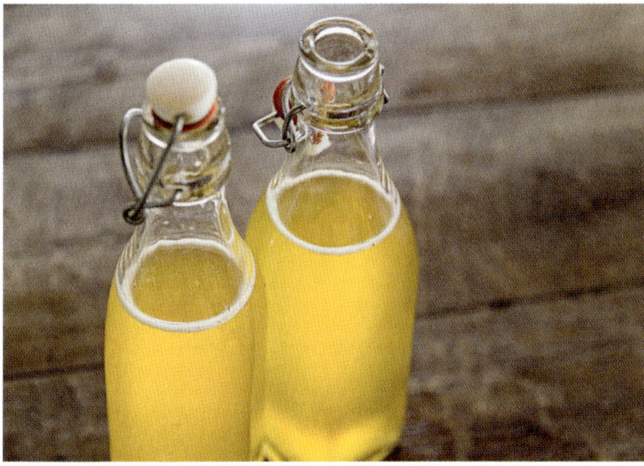

Das vitalstoffreiche Gärgetränke Kombucha kann auch selbst hergestellt werden.

Moor-Schwefel-Bad

In der Apotheke gibt es Moor- und Schwefelbadmischungen, die entzündungshemmend und schmerzlindernd wirken. Nach Vorschrift anwenden und etwa 10 bis 20 Minuten zweimal in der Woche darin baden.

Wann Sie zum Arzt sollten

Der Verdacht auf eine Gicht sollte unbedingt ärztlich abgeklärt werden. Auch wenn eine Gichterkrankung bei Ihnen bereits bekannt ist, sollten Sie vom Hausarzt Ihre Harnsäurewerte regelmäßig überprüfen lassen.

Wie Sie vorbeugen können

- Essen Sie kein oder wenig Fleisch, vor allem keine Innereien oder Kraftbrühen! Dafür sollte mindestens zweimal pro Woche Seefisch auf dem Speisezettel stehen.
- Meiden Sie Alkohol und Süßigkeiten, trinken Sie viel Wasser und Heilkräutertees zum Ausschwemmen der Harnsäure und zur Stärkung der Nierentätigkeit.
- Bewegen Sie sich regelmäßig an frischer Luft, machen Sie leichten Ausdauersport wie Nordic Walking oder Fahrradfahren. Auch Gymnastik hilft.

Prellung

Prellungen entstehen meistens durch Schläge, Stöße oder Stürze. Sie kommen vor allem im Sport, besonders bei Extremsport und Kampfsportarten, wie Judo oder Taekwondo, sowie im Kinderalltag häufiger vor. Prellungen verlaufen fast immer glimpflich.

Bei einer Prellung schmerzt die betroffene Körperpartie, eventuell kommt es zu einer Schwellung mit Rötung. Später verfärbt sich meist auch die Haut, und es bildet sich ein Bluterguss.

Was Sie tun können

Zutaten

1 kl. Handvoll Beinwellwurzeln
¼ l Wasser

Beinwell-Auflage

Die Wurzeln dieser Heilpflanze gelten als bewährtes Mittel gegen Prellungen aller Art. Mischen Sie ungefähr eine kleine Handvoll gemahlene Beinwellwurzeln mit ¼ Liter Wasser, sodass sich ein zähflüssiger Brei ergibt. Bestreichen Sie ein kleines Baumwolltuch mit dem Brei und legen Sie es auf die schmerzende Stelle. Lassen Sie die Auflage ungefähr 15 bis 20 Minuten einwirken. Sie können die Anwendung mehrfach wiederholen.

Kälte-Kompresse

Ein Baumwolltuch oder ein Waschlappen, der in eiskaltes Wasser getaucht ist, hilft Schmerzen und Schwellungen zu lindern.

Eis-Abreibung

Füllen Sie einen Joghurtbecher mit Wasser und stellen Sie ihn ins Gefrierfach. Mit diesem Eisblock die betroffene Stelle vorsichtig maximal 2 Minuten abreiben. Das lindert die Schmerzen und die Schwellung.

Teebaumöl-Umschlag
Teebaumöl lindert ebenfalls die Schmerzen und die Schwellung. Für einen Umschlag ein Tuch mit kaltem Wasser tränken und ein paar Tropfen des Öls darauf geben. Etwa 20 Minuten lang auf die betroffene Stelle legen.

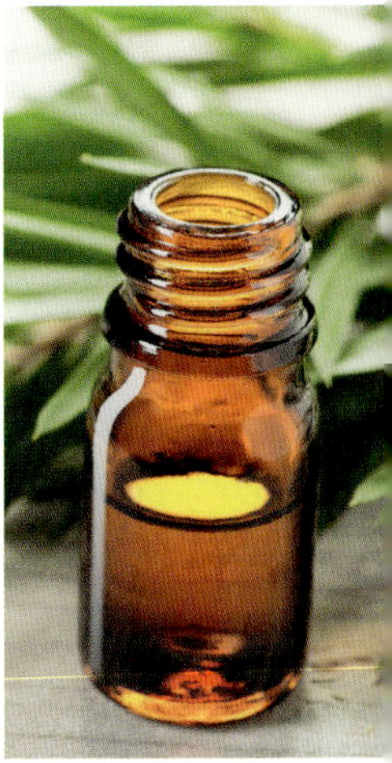

Teebaumöl ist ein beliebtes Hausmittel, das auch bei Prellungen eingesetzt werden kann.

Wann Sie zum Arzt sollten

Bei starken oder anhaltenden Schmerzen mit deutlicher Schwellung und Rötung sowie bei starker Bewegungseinschränkung müssen Sie zum Arzt gehen. Es besteht Verdacht auf eine Verstauchung, einen Bänderriss, eine Gelenkkapselverletzung oder einen Knochenbruch. Bei Prellungen am Kopf mit Kopfschmerzen, Übelkeit und womöglich Erbrechen könnte eine Gehirnerschütterung vorliegen.

Wie Sie vorbeugen können

Um Prellungen vorzubeugen, sollten Sie bei bestimmten Sportarten gut geschützt sein. Achten Sie darauf, dass Ihr Fahrrad technisch in Ordnung ist, und tragen Sie beim Fahren immer einen Helm. Zum Skaten oder Boarden brauchen Sie die entsprechenden Knie-, Hand- und Ellenbogenschützer und ebenfalls einen Helm. Beachten Sie die Sicherheitsregeln und seien Sie nicht leichtsinnig. Auch sollten Sie beim Sport nicht übertreiben. Wenn Sie müde und erschöpft sind, steigt nämlich die Gefahr von Unfällen.

Rheumatische Beschwerden

Unter dem Begriff Rheuma werden verschiedene akute und chronische Beschwerden an den Gelenken und an der Wirbelsäule zusammengefasst. So gehört die sogenannte chronische Polyarthritis zum rheumatischen Formenkreis.

Als Rheumatismus bezeichnet man auch alle Gelenkbeschwerden, die in Begleitung oder als Folge von Infektionskrankheiten wie zum Beispiel einem grippalen Infekt auftreten.
Rheumakranke haben ziehende, reißende oder stechende Schmerzen im Bereich von Gelenken, Sehnen und Muskeln, die sich wie eine Art Muskelkater anfühlen und auch von einem Gelenk zum anderen wandern können. Vor allem morgens tritt ein Steifigkeitsgefühl auf. Es kann zu so genannten Rheumaknoten kommen, zu Bewegungseinschränkungen, Gelenkdeformierungen, Müdigkeit und Abgeschlagenheit.

Was Sie tun können

Teufelskralle

Die Wurzel der Afrikanischen Teufelskralle kann nachweislich Schmerzen bei rheumatischen Erkrankungen lindern (siehe auch Seite 20). Da ein Teeaufguss jedoch bitter schmeckt, sind Kapseln aus der Apotheke vorzuziehen. Präparate gibt es auch in Gelform zur äußerlichen Anwendung.

Brennnesselblätter

Ein Tee aus Brennnesselblättern wirkt entschlackend und reinigend. Er schwemmt Stoffwechselabbauprodukte aus, die bei Entzündungen verstärkt anfallen.
Zur Wirkung von Brennnesselblätterextrakt siehe auch Seite 21.

Zutaten

20 g Brennnesselblätter
10 g Birkenblätter
15 g Heidelbeerblätter
15 g Schachtelhalmkraut
pro 3 TL ½ l Wasser

Heilerdeumschlag

Rühren Sie aus Heilerde, Wasser und etwas Magerquark einen Brei und geben Sie einen Schuss Olivenöl darunter. Verstreichen Sie die Masse fingerdick auf ein Tuch. Dieses auf die betroffenen Stellen legen und mit einem sauberen Tuch darüber befestigen. Einwirken lassen, bis die Erde getrocknet ist.

Latschenkiefertinktur

Reiben Sie schmerzende Körperpartien drei- bis viermal täglich damit ein. Das kühlt zuerst und dann breitet sich die wärmende, entzündungshemmende und schmerzlindernde Wirkung aus.

Moorbad

Moor eignet sich aufgrund seiner thermischen Eigenschaften und besonderen Inhaltsstoffe vor allen Dingen für die Behandlung rheumatischer Erkrankungen und chronischer Beschwerden des Bewegungsapparats. Geben Sie das Fertigpräparat einfach Ihrem Badewasser zu.

Wann Sie zum Arzt sollten

Ausgeprägte oder länger anhaltende rheumatische Beschwerden sollten Sie auf jeden Fall von einem Arzt abklären lassen. Auch eine spezifische Rheumatherapie gehört in erfahrene Hände.

Wie Sie vorbeugen können

- Sinnvoll ist regelmäßige, aber vorsichtige Bewegung, zum Beispiel mit chinesischen Bewegungsübungen wie Tai-Chi, um die Muskeln und Gelenke zu trainieren sowie Versteifungen und Schmerzen vorzubeugen.
- Entspannungsübungen (siehe ab Seite 37) können ebenfalls rheumatischen Beschwerden vorbeugen.

Rückenschmerzen

Rückenprobleme sind sehr verbreitet, jeder Zweite ist betroffen. Die Ursachen liegen im Wesentlichen in unserer Lebensweise begründet: zu viel Sitzen – im Auto, vor dem Computer oder dem Fernseher – und zu wenig Bewegung.

Führen Probleme wie falsche Ernährung und Übergewicht zu weiteren Fehlbelastungen und Überlastungen, sind Wirbelsäulenschäden wie Muskelverhärtungen, Bandscheibenverschleiß und im schlimmsten Fall ein Bandscheibenvorfall vorprogrammiert. Die Schmerzen können ziehend, reißend oder dumpf bohrend sein, den gesamten Rückenbereich oder nur bestimmte Abschnitte wie Hals- oder Lendenwirbelsäule betreffen. Oft strahlen sie in andere Regionen aus, etwa in die Beine oder, vor allem bei Beschwerden mit der Halswirbelsäule, in die Arme. Hier kann es auch zu Begleiterscheinungen wie Kopfschmerzen, Schwindel und Bewegungseinschränkungen des Kopfes kommen.

Was Sie tun können

Teufelskralle

Die Wurzel dieses Krauts hilft erwiesenermaßen nicht nur bei rheumatischen Beschwerden allgemein, sondern auch bei Rückenschmerzen. Der Teeaufguss schmeckt bitter, daher sind Kapseln vorzuziehen. Zur äußerlichen Anwendung können Sie auch ein Gel mit dem Pflanzenwirkstoff verwenden.

Wärmeanwendungen

Fangopackungen und Moorbäder helfen bei chronischen Beschwerden. Beides können Sie in der Apotheke kaufen. Bei Nackenverspannungen hilft eine heiße Nackenrolle oder die Bestrahlung mit einer Infrarotlampe. Auch

Kirschkern-, Dinkelkern- oder Weizenkörnerkissen (Apotheke, Reformhaus, Naturprodukte-Laden) eignen sich.

Aromamassagen

Lassen Sie Ihren Rücken mit Lavendel-, Rosmarin- oder Ingweröl massieren. Diese Öle entspannen und wirken durchblutungsfördernd.

Tiger Balm

Reiben Sie die schmerzende Stelle mit der chinesischen Salbe aus der Apotheke oder dem Drogeriemarkt ein. Sie lindert Schmerzen und Entzündungen.

Wann Sie zum Arzt sollten

Bei starken und anhaltenden Rückenschmerzen sollten Sie unbedingt einen Orthopäden aufsuchen. Auch Bewegungseinschränkungen und nervale Ausfälle (Lähmungserscheinungen, Empfindungsstörungen) müssen dringend ärztlich abgeklärt werden, es besteht hier Verdacht auf einen Bandscheibenvorfall.

Wie Sie vorbeugen können

- Regelmäßige sportliche Aktivität stärkt die (Rücken-) Muskulatur. Vor allem ein gezieltes Rückentraining, beispielsweise im Fitnesscenter, hilft die Muskeln und Bänder entlang der Wirbelsäule zu stärken.
- Achten Sie stets auf eine Rücken schonende Haltung. Beim Heben beispielsweise sollten Sie die Knie immer leicht gebeugt haben. Wenn Sie längere Zeit sitzen, ändern Sie häufiger Ihre Sitzposition und strecken sich jede ½ Stunde einmal richtig durch.
- Benutzen Sie im Büro einen ergonomischen Schreibtischstuhl, den Sie in der Höhe passend einstellen können. Sitzen Sie, wenn möglich, zwischendurch auf einem Gymnastikball, der die Rückenmuskulatur stärkt.
- Beim Matratzenkauf sollte Rückenfreundlichkeit im Vordergrund stehen. Lassen Sie sich beraten.

Rückenleiden beugt am besten eine aktive Rückenschule mit gezielten Übungen zur Stärkung von Bändern, Sehnen und Muskeln vor.

Sehnenscheidenentzündung

Die Sehnenscheide ist eine Art bindegewebiger Schutzmantel für besonders stark beanspruchte Sehnen. Aufgrund von Überanstrengung, einseitiger Belastung oder falschen Bewegungsabläufen kann es zu einer entzündlichen Reizung kommen.

Typischerweise sind Sportarten wie Tennis oder Squash für eine Überanstrengung verantwortlich: Bevorzugt sind dann die Sehnen am Unterarm betroffen. Aber auch ununterbrochenes Schreiben am Computer über Stunden oder zu langes, schnelles Klavierspielen kann eine Sehnenscheidenentzündung hervorrufen.
Die Schmerzen stellen sich nach besonderer Anstrengung oder monotonen Bewegungsabläufen ein und verstärken sich im Laufe der Zeit. Sie treten vor allem zu Beginn von Bewegungen auf, werden dann besser und verschlimmern sich wieder bei Beendigung. In der Nacht können sie stärker werden.

Was Sie tun können

Arnika-Einreibung

Arnika regt die Durchblutung an und wirkt entzündungshemmend. Arnikasalbe und Arnikatinktur bekommen Sie in der Apotheke. Reiben Sie mehrmals täglich die schmerzende Körperpartie damit ein.

Kampferöl-Einreibung

Auch Kampferöl lindert die Entzündung und den Schmerz. Da dieses Öl sehr konzentriert ist, sollten Sie es am besten verdünnt auftragen, zum Beispiel indem Sie es mit etwas Mandelöl oder Vaseline vermischen.

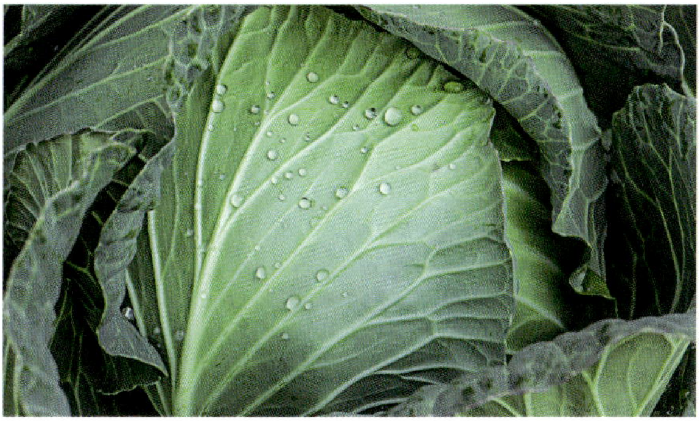

Die Rippen der Kohlblätter haben entzündungshemmende Wirkung.

Kohlblatt-Auflagen

Weißkohl wirkt Entzündungen entgegen. In der Phase akuten Schmerzes lindern kühle Auflagen mit Kohlblättern aus dem Kühlschrank. Bei chronischen Schmerzen besser die Weißkohlblätter blanchieren und handwarm auf die betroffene Stelle legen. Mit einem Handtuch umwickeln und 15 Minuten liegen lassen.

Wann Sie zum Arzt sollten

Bei sehr starken und anhaltenden Schmerzen, Schwellungen, Rötungen sowie Bewegungseinschränkungen müssen Sie zum Arzt gehen, um zu vermeiden, dass die Entzündung chronisch wird.

Treten erste Schmerzen auf, sollten Sie sich schonen und jede Belastung vermeiden.

Wie Sie vorbeugen können

- Vor dem Sport ist ein 5 minütiges Aufwärmen ganz wichtig, damit Gelenke, Muskeln und Bänder weniger verletzungsanfällig sind.
- Saubere Bewegungsabläufe, möglichst unter der Anleitung eines Trainers, verringern die Verletzungsgefahr und beugen Überbeanspruchung vor.
- Vermeiden Sie einseitige Belastungen.
- Wenn Sie viel am PC schreiben, legen Sie immer wieder Pausen ein und machen Sie eine ausgleichende Fingergymnastik.

Zerrung

Zerrungen treten an Muskeln, Sehnen und Bändern auf. Sie sind meist Folge falscher, oft abrupter Bewegungsabläufe und starker Überdehnung des Gewebes.

Typisch ist ein akuter Schmerz an der betroffenen Stelle. Die Bewegungsfähigkeit kann eingeschränkt sein, manchmal treten Schwellungen auf.

Was Sie tun können

Heilkräutermischung

In der Apotheke erhalten Sie Salben mit Ringelblumenextrakt, Arnika und Beinwell als Fertigpräparat. Vorsicht, bitte nicht auf offene Wunden auftragen!

Teebaumöl-Umschlag

Teebaumöl lindert die Schmerzen und die Schwellung. Für einen Umschlag ein Tuch mit kaltem Wasser tränken und ein paar Tropfen des Öls daraufgeben. Etwa 20 Minuten lang auf die betroffene Stelle legen.

Heilerde-Umschlag

Rühren Sie Heilerde (aus der Apotheke) mit lauwarmem Wasser zu einem dicken Brei an und streichen Sie ihn auf die schmerzenden Stellen. Mit einem Leinentuch abdecken und mit einem Schal befestigen.

Einreibungen mit kühlenden Tinkturen wie Franzbranntwein lindern Schmerzen und Schwellungen bei einer Zerrung.

Fichtennadel-Franzbranntwein

Diese Lösung zum Einreiben nach Pfarrer Kneipp bekommen Sie in der Apotheke. Sie ist eine hervorragende Linderung bei Schmerzen und Schwellungen.

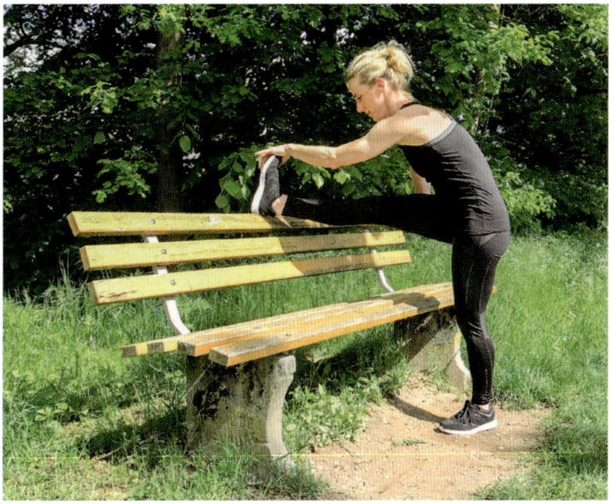

Aufwärmen vor dem Sport bereitet den Körper auf die Anstrengung vor.

Zwiebelbrei-Umschlag
Eine Küchenzwiebel klein hacken, im Topf kurz erhitzen und dann in ein Baumwollsäckchen füllen oder in eine Mullbinde einwickeln. Auf die schmerzende Körperpartie legen und 10 bis 15 Minuten einwirken lassen. Sie können die Anwendung beliebig oft wiederholen.

Wann Sie zum Arzt sollten

Bei starken und anhaltenden Schmerzen müssen Sie unbedingt zum Arzt gehen. Wenn es zu Schwellungen, Rötungen und Bewegungseinschränkungen kommt, besteht Verdacht auf eine Verstauchung, einen Bänderriss oder eine Gelenkkapselverletzung.

Wie Sie vorbeugen können

- Vor dem Sport ist ein 5-minütiges Aufwärmen ganz wichtig, damit Gelenke, Muskeln und Bänder weniger verletzungsanfällig sind.
- Achten Sie beim Wandern, Walken oder Joggen auf feste Schuhe, um Zerrungen im Knöchelgelenk durch Umknicken zu vermeiden.

Muskeln und Nerven

Unterschiedliche Grunderkrankungen können die Nervenschmerzen auslösen. Neuropathische Schmerzen entstehen durch Schädigungen oder Erkrankungen von Nervenstrukturen.

Fibromyalgie

Überwiegend Frauen zwischen 35 und 55 Jahren sind von dieser chronischen Schmerzerkrankung betroffen. Experten nennen sie inzwischen Fibromyalgiesyndrom (FMS), weil sie durch eine solche Vielzahl von Beschwerden gekennzeichnet ist.

FMS beginnt unauffällig, zunächst leiden die Patienten überwiegend an Müdigkeit, Schlafstörungen oder Magen-Darm-Problemen. Die für diese Erkrankung typischen Schmerzen in den Extremitäten treten in der Regel erst nach ein paar Monaten, manchmal sogar erst nach Jahren auf.

Körperliche Ursachen

Es konnte bisher noch keine genaue Erklärung oder gar eine Ursache dafür gefunden werden, warum manche Menschen von dieser Erkrankung betroffen sind, die in sämtlichen Körperbereichen von Zeit zu Zeit Muskel- und Gelenkschmerzen hervorruft. Es sind keine Veränderungen an der Struktur der Muskeln von FMS-Patienten zu finden. Das legt den Verdacht nahe, dass es sich dabei eher um eine gestörte Schmerzverarbeitung handelt.

Typisch sind Muskel- und Gelenkschmerzen in sämtlichen Regionen des Körpers, die sich bei körperlicher Anstrengung verschlimmern. Außerdem Druckschmerzempfindlichkeit, Steifigkeits- und Schwellungsgefühle an Händen und Füßen sowie im Gesicht. Hinzu kommen weitere Symptome, unter anderem mangelnde Konzentrationsfähigkeit, Stimmungsschwankungen bis hin zu Depressionen, allgemeine Erschöpfung, Ein- und Durchschlafprobleme sowie Ängstlichkeit.

Fibromyalgie ist eine Erkrankung, die sich in unterschiedlichen Symptomen äußern kann, jedoch von Muskelschmerzen dominiert wird.

Was Sie tun können

Wärmeanwendungen

Ein regelmäßiges warmes Wannenbad etwa mit Wacholderzusatz entspannt die Muskeln. Darüber hinaus eignen sich Saunabesuche für FMS-Patienten. Sie können auch Wärmepackungen auf die schmerzenden Stellen legen.

Zutaten

1 Handvoll Heublumen
2 l Wasser
Baumwollhemd

❀ Warmes Rheumahemd

Kochen Sie die Heublumen in 2 Liter Wasser auf und tauchen Sie dann das Hemd in den warmen Sud. Wringen Sie es aus, ziehen Sie es an und ruhen Sie 30 bis 60 Minuten gut zugedeckt im warmen Bett. Diese Anwendung führen Sie am besten über mehrere Wochen durch.

Kalte Packung

Tauchen Sie einen Waschlappen in kaltes Wasser, wringen Sie ihn aus und legen Sie ihn auf das schmerzende Gelenk. Auch kühlende Arm- und Fußbäder (siehe Seite 24), kalte Güsse, Kompressen oder Eispackungen wirken schmerzlindernd.

Wann Sie zum Arzt sollten

Wenn Sie starke oder länger anhaltende Schmerzen haben, sollten Sie diese unbedingt fachmännisch abklären lassen. Gleiches gilt, wenn die Schmerzen von anderen Symptomen begleitet werden (siehe oben) – zögern Sie die Behandlung nicht zu lange hinaus! Denken Sie daran, dass eine Therapie bei lang anhaltenden Beschwerden und einer Chronifizierung schwieriger wird.

Probieren Sie aus, ob eine sanfte Massage mit nur ganz leichtem Druck Ihnen womöglich Linderung verschafft.

Wie Sie vorbeugen können

- Finden Sie Ihren individuellen Weg, sich zwischendurch immer wieder zu entspannen. Versuchen Sie es mit einem warmen Vollbad oder mit einer bestimmten Entspannungsmethode. Tun Sie das, was Ihnen guttut!
- Legen Sie zur Entspannung eine Wärmflasche auf die schmerzenden Körperstellen.

Nervenschmerzen

In der Bundesrepublik sind schätzungsweise 300 000 Menschen von Nervenschmerzen betroffen – in der Fachsprache auch neuropathische Schmerzen genannt.

Ausgelöst werden Nervenschmerzen infolge einer Schädigung der »Gefühlsfasern« des Nervensystems und man unterscheidet sie deutlich von allen anderen Arten von Schmerz, wie beispielsweise Kopf- oder Rückenschmerzen.
Nerven können unter anderem durch Infektionen, Verletzungen oder Stoffwechselerkrankungen geschädigt werden. In diesen Fällen wird eine sogenannte Schmerzbahn aktiviert, wobei die für die Wahrnehmung von Schmerz verantwortlichen Nervenendigungen schließlich die Schmerzen auslösen. Die Schmerzbahn kann verschiedene Gewebe betreffen – oft ausgehend von der Haut –, aber auch das Rückenmark oder das Gehirn.
Nach einer Operation, einem Bandscheibenvorfall, einer Gürtelrose oder bei Trigeminusneuralgien sind in der Regel nur einzelne Nerven oder Nervenwurzeln des peripheren Nervensystems, also außerhalb von Rückenmark und Gehirn, in Mitleidenschaft gezogen. Unter Umständen können aber auch mehrere Nerven geschädigt worden sein; bei Diabetes mellitus kommt dies unter anderem vor. In diesem Fall sprechen Mediziner von Polyneuropathien.
Brennende oder stechende Schmerzen, die manchmal ganz unvermittelt, also ohne Reiz von außen, auftreten und die Betroffenen dauerhaft belästigen – so in etwa lassen sich Nervenschmerzen umschreiben.
Typisch für neuropathische Schmerzen ist eine reduzierte Sensibilität der Haut gegenüber Berührungs-, Kälte-, Hitze- oder Druckreizen, die sich zwar unangenehm anfühlen, aber nicht mit Schmerzen verbunden sind. Mitunter

Auch ein Unfall oder ein Eingriff beim Kieferchirurgen kann Nervenschädigungen mit Nervenschmerzen, etwa am Trigeminusnerv im Gesicht, nach sich ziehen.

zeigen sich auch Juckreiz oder Muskelkrämpfe. Typisch sind vor allem bei einer Trigeminusneuralgie blitzartig auftretende, sehr starke und stechende Schmerzen. Solche Attacken dauern zwar in der Regel nur wenige Sekunden, zählen aber zu den heftigsten Schmerzen überhaupt. Gleiches gilt bei einer akuten und chronischen Neuralgie nach einer Gürtelrose (Post-Zoster-Neuralgie) oder bei Phantomschmerzen.

Was Sie tun können

Einreibungen

Bei einer peripheren Neuropathie, zum Beispiel durch Diabetes mellitus, oder bei einer Trigeminusneuralgie reiben Sie sich mit einer Wärmesalbe mit Capsaicin – erhältlich in der Apotheke – die Füße oder das Gesicht ein.

Entspannungsübungen sind ausgesprochen hilfreich, um Nervenschmerzen zu lindern und insgesamt erträglicher zu machen.

Entspannung

Atemtechniken, Meditation und andere Entspannungsmethoden können dabei helfen, Spannung abzubauen und Ängste zu lösen. In der Folge verringern sich dadurch auch oftmals die Schmerzen.

Kälteschutz

Bei Trigeminusneuralgie sollte das Gesicht vor Kälte beispielsweise mit einem Schal geschützt werden.

Durchblutung anregen

Zur besseren Durchblutung, vor allem bei Diabetes, ist Bewegung, besonders gezielte Gymnastik, hilfreich.

Thermoanwendungen

Je nach individuellem Empfinden können Sie auf Wärme- und Kälteanwendungen zurückgreifen.

Zinkpaste & Co.

Tragen Sie bei Nervenschmerzen nach einer Gürtelrose, in der Fachsprache Herpes zoster genannt, am besten bequeme, weite Kleidung aus Naturfasern. Eine wirksame Erste-Hilfe-Maßnahme bei schmerzhaften Herpes-zoster-Bläschen ist das Betupfen mit Zinkpaste. Versuchen Sie es auch mit Umschlägen und Auflagen aus Bockshornkleesamen – diese sind ebenfalls schmerzlindernd und heilsam. Johanniskrautöl beruhigt die Haut und reduziert die Schmerzen bei einer Gürtelrose.

Wann Sie zum Arzt sollten

Länger anhaltende oder ausgeprägte Nervenschmerzen sollten Sie grundsätzlich beim Arzt abklären. Es ist wichtig, Ursachenforschung zu betreiben und möglichen Krankheiten wie etwa Diabetes mellitus auf die Spur zu kommen. Je früher die Erkrankung entdeckt wird, desto besser stehen die Chancen, mithilfe einer gezielten Therapie gravierende Folgeschäden zu vermeiden.
Spätestens wenn es zum sogenannten Ameisenlaufen kommt, in der Fachsprache *Kribbelparästhesie* genannt, das schmerzhaft ist, sollten Sie mit einer ärztlich begleiteten Therapie Abhilfe schaffen.

Wie Sie vorbeugen können

- Stress verschlimmert Neuralgien (Nervenschmerzen) und Neuropathien (Nervenschädigungen) oftmals. Achten Sie also auf ausreichend Erholung und Entspannung sowie genügend Schlaf in einem regelmäßigen Rhythmus – auch an den Wochenenden.
- Gestalten Sie Ihren Alltag weniger hektisch, etwa durch regelmäßiges Yoga, Meditation, Qigong oder andere Entspannungstechniken.
- Achten Sie darauf, dass Sie sich ausgewogen ernähren und viel frisches Obst und Gemüse auf Ihrem Speiseplan steht. Vor allen Dingen sind B-Vitamine, die insbesondere in tierischen Lebensmitteln wie Fisch und Eier enthalten sind, gut für die Nerven und das seelische Wohlbefinden.

Stichwortverzeichnis

Beschwerden finden Sie kursiv gesetzt.

Bildnachweis

Aleks Gudenko – shutterstock.com: 51; AmyLv – shutterstock.com: 46; AmyLv – shutterstock.com: 79; Anastasiia Glushchenko – shutterstock.com: 74; Evgeniya L – shutterstock.com: 77; Gucio_55 – shutterstock.com: 49; HandmadePictures – shutterstock.com: 55; hjochen – shutterstock.com: 68; javi_indy – shutterstock.com: 62; Marina Shanti – shutterstock.com: 65; mauritius images/JIRI: 26; mauritius images/jump: 32; mauritius images / Nora Frei: 42/43; michaelheim – shutterstock.com: 87; MICKIE.K – shutterstock.com: 85; Patricia Chumillas – fotolia.com: 4/5; Petar Djordjevic – shutterstock.com: 29; Sebastian Duda – shutterstock.com: 6; stockfour – shutterstock.com: 52; Vahan Abrahamyan – shutterstock.com: 2/3; Zvonimir Atletic – shutterstock.com: 15
Grafik: Anastasia Panfilova – shutterstock.com

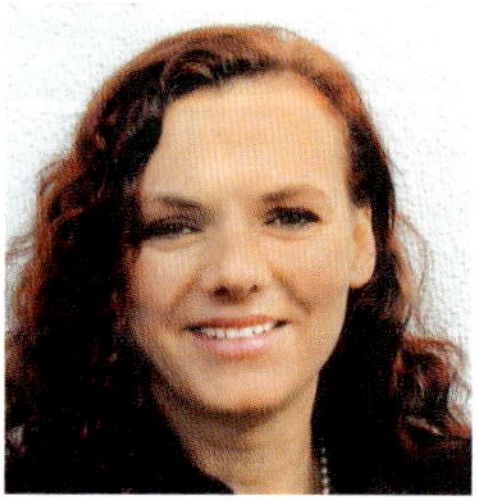

Die Autorin

Dr. med. Heike Bueß-Kovács ist Ärztin und arbeitet als Journalistin für Printmedien und TV. Sie hat bereits zahlreiche Ratgeber veröffentlicht, ist als Moderatorin von Wissenschaftstagungen tätig und tritt als Expertin für Gesundheitsfragen regelmäßig im Bayerischen Fernsehen auf.

Impressum

Bibliografische Information der Deutschen Nationalbibliothek
Die Deutsche Nationalbibliothek verzeichnet diese Publikation in der Deutschen Nationalbibliografie; detaillierte bibliografische Daten sind im Internet über http://dnb.d-nb.de abrufbar.

BLV Buchverlag GmbH & Co. KG
80636 München

www.facebook.com/blvVerlag

Umschlagkonzeption und -gestaltung: BLV-Verlag
Umschlagfotos:
Vorderseite: Fotolia
Rückseite: Shutterstock

Lektorat: Elena Gabler
Herstellung und Layoutkonzept
Innenteil: Ruth Bost
Layout/DTP: Uhl + Massopust, Aalen

Gedruckt auf chlorfrei gebleichtem Papier

Printed in Italy
ISBN 978-3-8354-1845-5

Hinweis
Das vorliegende Buch wurde sorgfältig erarbeitet. Dennoch erfolgen alle Angaben ohne Gewähr. Weder Autorin noch Verlag können für eventuelle Nachteile oder Schäden, die aus den im Buch vorgestellten Informationen resultieren, eine Haftung übernehmen.